RA

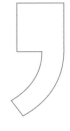

类风湿关节炎

EDUCATION MANUAL FOR RHEUMATOID ARTHRITIS PATIENTS

患者教育手册

□ 主编　曾小峰　田新平　李梦涛　赵　岩

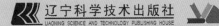

辽宁科学技术出版社
LIAONING SCIENCE AND TECHNOLOGY PUBLISHING HOUSE

拂石医典
FU SHI MEDBOOK

图书在版编目（ＣＩＰ）数据

类风湿关节炎患者教育手册 / 曾小峰等主编. — 沈阳：辽宁科学技术出版社，2022.5（2024.7重印）
ISBN 978-7-5591-2508-8

Ⅰ.①类… Ⅱ.①曾… Ⅲ.①类风湿性关节炎－防治－手册 Ⅳ.①R593.22-62

中国版本图书馆CIP数据核字(2022)第077668号

出版发行：辽宁科学技术出版社
　　　　　北京拂石医典图书有限公司
地　　址：北京海淀区车公庄西路华通大厦Ｂ座15层
联系电话：010-57262361/024-23284376
E－mail：fushimedbook@163.com
印刷者：汇昌印刷（天津）有限公司
经销者：各地新华书店

幅面尺寸：145mm×210mm
字　　数：99千字　　　　　　印　张：4.625
出版时间：2022年5月第1版　印刷时间：2024年7月第7次印刷

责任编辑：李俊卿　　　　　　责任校对：梁晓洁
封面设计：黄墨言　　　　　　封面制作：黄墨言
版式设计：天地鹏博　　　　　责任印制：丁　艾

如有质量问题，请速与印务部联系　联系电话：010-57262361

定　　价：49.00元

编委会名单

主　　编　　曾小峰　田新平　李梦涛　赵　岩
副 主 编　　王　迁　赵久良
编写人员　　（按照姓氏笔画排序）

丁　峰　　王永福　　王吉波　　王　迁
王国春　　王彩虹　　方勇飞　　古洁若
厉小梅　　帅宗文　　田新平　　吕良敬
朱小春　　朱　平　　朱　静　　刘升云
刘冬舟　　刘　毅　　池淑红　　孙红胜
孙凌云　　苏　茵　　杨念生　　杨娉婷
杨　敏　　杨程德　　李小峰　　李　芬
李梦涛　　李彩凤　　李鸿斌　　吴华香
吴振彪　　何东仪　　何　岚　　邹和建
沈海丽　　张风肖　　张·文　　张志毅
张卓莉　　张学武　　张　晓　　张缪佳
陈国强　　陈　真　　武丽君　　林书典
林　进　　林金盈　　林智明　　罗　卉
罗　莉　　赵久良　　赵东宝　　赵　岩
赵　毅　　段新旺　　姜林娣　　姜　泉
姜振宇　　徐沪济　　徐　健　　黄文辉
戚务芳　　舒　强　　曾小峰　　詹　锋
薛　静　　戴　冽　　魏　蔚

序言 / *PREFACE*

  类风湿关节炎是一种常见的慢性、高致残性自身免疫疾病，给患者、家庭及社会带来了沉重的负担。我国目前约有500万类风湿关节炎患者，患者从出现症状到明确诊断所经历的时间平均在2年以上，错过了类风湿关节炎发病6个月至1年的最佳治疗时间窗，这导致我国类风湿关节炎患者不仅人数多，还呈现出延误诊断率高、重症患者多、合并症多的特点。

  由于类风湿关节炎是一种慢性自身免疫性疾病，患者对疾病的了解程度、对治疗依从性的好坏和自我管理的水平对提高类风湿关节炎的疗效、改善长期疾病结局是至关重要的。然而，我们了解到，虽然病友们都十分渴望能够深入了解自己所患疾病的知识，希望能通过自己对疾病的了解和自我管理来达到最好的治疗效果，但是苦于没有很好的书籍能让他们充分了解相关知识。许多患者没有机会接触专业的医学知识，对疾病的大部分认知来自周围的病友、药物广告或网上的碎片化知识；而周围病友对疾病的了解存在不专业和偏颇，网上的内容水平也参差不齐。因此，为了提高广大类风湿关节炎病友及其家人对疾病的认知，跟医生携手对抗疾病，以北京协和医院风湿免疫科为依托的国家皮肤与免疫疾病临床医学研究中心发起并撰写了这本《类风湿关节炎患者教育手册》，旨在通过通俗易懂的语言，解释关于类风湿关节炎的专业问题。手册中涵盖了类风湿关节炎的病因、发病机制、症状、诊断、治疗等多个方面的内容。除此之外，手册还对患者们生活起居及治疗过程中关心的问题，例如到哪个科室看病、类风湿关节炎能否结婚生子、日常生活中还需要注意的事项等给出了指导。

希望广大病友们通过阅读这本手册，能够坚定战胜疾病的信心，更好地配合治疗并少走弯路或歧路，获得最好的疗效和临床结果，享受更好的生活质量。

国家皮肤与免疫疾病临床医学研究中心

北京协和医院风湿免疫科

曾小峰

2022年3月于北京

写给病友的一封信

亲爱的病友：

　　您好！

　　在您看到这封信的时候，或许您正在因为患上了类风湿关节炎而感到非常烦恼，对疾病给您带来的疼痛和一系列不适而感到非常痛苦，对疾病给您的关节造成的变化而引起的诸多生活不便和工作影响感到非常沮丧，对治疗疾病使用的药物带来的副作用使您的生活质量下降而感到非常无助。我们非常理解您的这些感受。

　　实际上，在我国，类风湿关节炎已经从既往的一个不为人们所熟知的"少见病"逐渐成为一个常见的慢性自身免疫性疾病。由于近二三十年来医疗技术的发展及科学家们对生命科学的不懈探索，使我们对这个疾病的认识越来越深入，许多以前没有被诊断的患者都得到了明确的诊断，更重要的是由于我国风湿病学的发展和治疗水平的不断提高，类风湿关节炎患者的生存时间大幅延长，生活质量也有了很大提高，使更多的类风湿关节炎患者得以长期存活。但是，您应该知道，类风湿关节炎是一种慢性疾病，就像高血压、糖尿病一样，会与您终生相伴，因此，早期正确诊断、早期治疗，尤其是长期规范治疗和定期复查对更好地控制症状、延缓疾病进展十分重要。因此，您应该首先坚定治疗的信心，保持良好的心态，积极配合医生的治疗，建立长期治疗和定期随访的习惯，积极管理好日常生活，这样可以获得最好的治疗效果和最佳的生活质量。

我们在临床实践中也了解到，一些病友会通过多种途径和方式，如亲戚朋友、其他病友、医护人员、互联网，甚至是药物广告那里获取有关类风湿关节炎的疾病和治疗的相关知识与信息。但是，来自这么多渠道的信息可能会让您不知所措，由于这些信息的质量良莠不齐，有可能会给您了解这样一个复杂的疾病造成一定的困难，甚至误解。因此，我们在国家皮肤与免疫疾病临床医学研究中心的领导与倡议下，根据我们在临床中遇到的病友们最关心和最常问及的问题，编撰了这本患者教育手册。我们的目的是想通过这一本书，为您答疑解惑，使您能对类风湿关节炎这个疾病本身和它所带来的身体和心理变化，以及得了类风湿关节炎以后应该如何面对、如何治疗等问题有所了解，对患病以后如何进行生活管理做到胸有成竹，勇敢面对类风湿关节炎。

在类风湿关节炎的诊疗路上，我们会伴您左右！我们相信随着科技的发展，类风湿关节炎的疗效及预后会越来越好。

北京协和医院风湿免疫科

国家皮肤与免疫疾病临床医学研究中心

《类风湿关节炎患者教育手册》全体编委

2022年3月于北京

目 录
CONTENTS

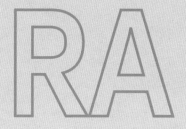

RA

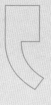

第*1*章

为什么正确认识类风湿
关节炎非常重要?

对一个疾病的正确认识，是我们树立战胜疾病的信心的首要条件，因此我们对类风湿关节炎的正确认识要从了解它的疾病知识开始。

1. 类风湿关节炎是一种什么样的疾病？

类风湿关节炎是一种慢性、全身性自身免疫性疾病。所谓自身免疫性疾病是一大类由于机体的免疫系统功能紊乱，免疫系统不能区分自身组织与外来入侵物，使在正常情况下对人体起保护作用的清除外来入侵物的免疫应答，变成了针对自身组织的伤害性反应，产生针对自身组织的抗体（即自身抗体），或产生针对自身组织的炎症性免疫应答，造成自身组织的炎症、破坏，从而引起了疾病。

2. 类风湿关节炎是常见病还是少见病？

类风湿关节炎是一种比较常见的自身免疫性疾病，中老年女性发病率最高。来自国家皮肤与免疫疾病临床医学研究中心的数据显示，我国类风湿关节炎的平均发病年龄是45.5岁，女性发病率比男性高3倍。

3. 类风湿关节炎会引起哪些症状?

类风湿关节炎引起的最常见症状是小关节肿痛和晨僵,其中,又以手的小关节,如指间关节(位于手指间的关节)、掌指关节(位于手掌与手指间的关节)、手腕关节最常受累,肘、膝关节和脚趾的小关节也是常见的病变部位。

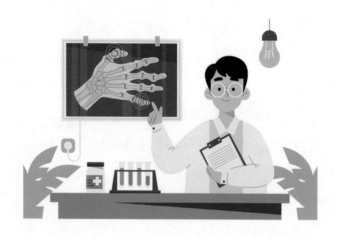

类风湿关节炎引起的关节病变的一个突出特征,就是发生病变的关节常常是左、右侧对称的,而且通常是多个关节发生病变。绝大多数患者的关节病变会逐渐加重,造成关节和骨的破坏,到了疾病晚期,还会出现关节脱位和畸形。到这个时候,关节的功能就基本丧失了,患者的生活自理状况会受到严重影响。

4. 除了关节病变外，类风湿关节炎还会引起哪些症状？

虽然类风湿关节炎以关节病变最为突出，但是，由于类风湿关节炎是一种全身的自身免疫性疾病，因此，也会引起全身的组织脏器病变。比如在一些患者中会出现肺、眼睛和神经病变，这些都是由于自身抗体介导的组织损伤，或者由于自身免疫反应介导的血管炎性病变引起的，通常是病情严重的表现。

5. 类风湿关节炎和风湿性关节炎是一回事吗？

许多病友，甚至一些基层的医务工作者，会把风湿性关节炎和类风湿关节炎混为一谈，虽然这两种疾病仅有一字之差，都有关节的肿痛，但是风湿性关节炎和类风湿关节炎从本质上来讲，在发病原因、症状、治疗方式等多个方面都非常不一样，是完全不同的两种疾病。

风湿性关节炎是一种由链球菌感染引起的关节的反应性病变，最常见于青少年，没有明显的性别差异；通常引起的是下肢大关节病变，比如膝关节是最常出现病变的关节，一般关节的肿痛是游走性的，即关节轮换着肿痛；很少引起手关节的病变；除关节肿痛外，风湿性关节炎患者还经常会伴有发热、

嗓子肿痛、皮疹等症状，血化验的突出特点是抗链"O"水平
明显升高。绝大多数风湿性关节炎在使用抗生素充分治疗后关
节病变也随之好转，一般不造成关节破坏，因此不大会造成关
节畸形。

而类风湿关节炎不是因为细菌感染造成的，而是一种自身
免疫性疾病，常常侵犯手的小关节，病变呈逐渐进展性，如果
不经过积极的充分治疗，会造成关节破坏和畸形。

6. 全国有多少和我一样的类风湿关节炎患者？

虽然目前我们还没有确切的关于我国类风湿关节炎的患病
数据，但是根据2013年的调查结果显示，我国现在至少有500
万类风湿关节炎患者。虽然无论男女老少均可发病，但我国的
类风湿关节炎多为中年起病，平均发病年龄是45.5岁，而且呈
现发病年龄逐渐年轻化的趋势。我国现有类风湿关节炎患者的
平均年龄是51岁，女性的发病率约为男性的3倍。

7. 类风湿关节炎患者的寿命会受影响吗？

很多病友认为类风湿关节炎只会引起关节破坏，不会影响
到寿命。殊不知，类风湿关节炎是一种全身性自身免疫性疾

病，所以，类风湿关节炎会引起组织器官损害，例如肺、眼睛等，尤其是肺的间质病变；肺间质病变会逐渐进展至肺间质纤维化，最终引起呼吸功能衰竭。此外，已有大量研究结果显示，类风湿关节炎患者心脑血管疾病的发病率要高于没有类风湿关节炎的人，而且心脑血管疾病的发病年龄也要比没有类风湿关节炎的人早。因此，类风湿关节炎患者的寿命比起普通健康人群会缩短，尤其是没有接受过正规治疗的类风湿关节炎患者，寿命缩短更明显。但如果患者的疾病得到了很好控制，对寿命的影响则会减少。

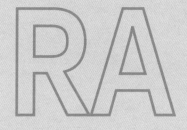

RA

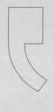

第2章

为什么了解类风湿
关节炎的病因和发
病机制很重要?

病友们都非常希望了解自己为什么会得类风湿关节炎。的确，了解一个疾病的病因和发病机制不仅可以消除心中的困惑，也可以为预防和治疗疾病提供线索。但是，对于像类风湿关节炎这样的疾病，目前还存在着很多不明确的发病机制和发病环节。

1. 引起类风湿关节炎的常见原因有哪些？

引起类风湿关节炎的病因很复杂，迄今为止还没有完全阐明。根据研究显示，类风湿关节炎的发病是由遗传和环境因素之间复杂的相互作用导致的。遗传因素（也就是基因）在一定程度上决定了一个人是否容易患类风湿关节炎，即对类风湿关节炎患病的易感性，也就是说，基因在一定程度上决定了一个人将来患类风湿关节炎的可能性。但是，单纯携带易感基因并不足以导致类风湿关节炎发病，还需要有其他因素的存在，才能触发或诱导类风湿关节炎发病，这些因素就是环境因素。目前已知的与类风湿关节炎发病相关的外部环境因素有很多，比如细菌或病毒等感染、维生素D水平低、不健康的生活方式、内分泌因素、空气污染等，其中细菌感染包括肠道感染和局部炎症（如牙周炎）等。此外，还有研究显示，多种职业性吸入污染物也与类风湿关节炎发病有关，包括二氧化硅颗粒、纺织粉尘、农业杀虫剂等。这些因素的共同作用导致了类风湿关节炎的发生。在不同的个体和人群中，不同的致病因素发挥着不同的作用。

吸烟是引起类风湿关节炎发病的一个重要环境因素。有研究显示，吸烟不仅可以诱导类风湿关节炎发病，还与类风湿关节炎的复发有关，而且吸烟患者的病情一般比不吸烟的患者更严重，因此戒烟对类风湿关节炎患者来说是非常重要的生活方式调整。

虽然我们对发生类风湿关节炎的病因已经有所了解，也进行了很多深入的研究，但是由于要明确一个疾病的病因是非常复杂的事，因此目前得到的病因都是来自于大量人群的研究结果，对于每一个个体的发病原因，目前为止还很难确定。

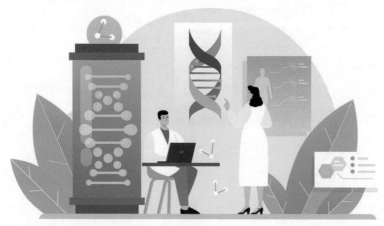

遗传因素

2. 人体的免疫系统是怎么工作的？

如果把人体比喻成一个国家的话，那么免疫系统就是这个国家的军队，一方面负责对外来的入侵物（包括细菌、病毒和其他有害物质）进行密切监测，随时发现可能对人体带来损害的入侵物，一方面又要负责对外来入侵物发动攻击，通过捕捉、消化、破坏和清除作用，消灭外来入侵物，保护人体不受外来入侵物的损害；同时免疫系统还具有对外来入侵物的记忆作用，在外来入侵物二次入侵时，能够快速反应，快速调动"军队"，快速将外来入侵物消灭，使外来入侵物对人体的损害降低到最小程度。这些监测、攻击、清除和免疫记忆功能是通过一系列复杂的过程来实现的，这些过程就是我们常说的免疫应答。实现免疫应答需要庞大的、不同种类的免疫细胞、免疫细胞产生的介质（包括细胞因子、抗体等）和细胞内一系列信号传导通路的密切配合，才能完成。因此，免疫应答过程的任何部分或功能发生异常，都会造成免疫应答异常，在一些情况下就会引起疾病。

3. 人体的免疫系统是由哪几部分组成的?

总体来说,免疫系统是由天然(固有)免疫系统和获得(适应)免疫系统两大部分组成的。人体对外来入侵物的免疫应答,通常是由这两个免疫系统的密切配合来完成的。

4. 什么是天然免疫系统?

天然免疫系统,顾名思义,就是指人生下来就具有的免疫系统,是人体抵御外来入侵物的第一道防线。由于是先天具有的,所以行使功能的方式都基本一样,也就是非特异性的。天然免疫系统主要由一些具有吞噬、杀伤、消化和清除作用的细胞和介质(如细胞因子和酶)组成,比如巨噬细胞、杀伤细胞(NK细胞)、中性粒细胞、补体等。杀伤细胞和中性粒细胞释放出来的具有消化功能的酶、以及补体也都是天然免疫系统的重要组成部分。

天然免疫系统具有行动速度快的特点,可以快速将外来入侵物捕捉、杀伤、消化和清除;此外,天然免疫系统还具有一个重要作用,就是将外来入侵物的相关信息传递给获得免疫系统,启动获得免疫系统。

5. 什么是获得免疫系统？

获得免疫系统，顾名思义，是人体在进化过程中获得的免疫功能。跟天然免疫系统相比，获得免疫系统具有对外来入侵物应答的特异性和记忆性，是功能更特异、更具有针对性、更精细的免疫应答系统。获得免疫系统主要由一些功能分化明确的细胞、细胞因子和免疫细胞产物——最主要的是抗体组成。获得免疫系统的主要组成细胞有树突细胞和淋巴细胞，参与免疫应答的淋巴细胞主要有两大类：T淋巴细胞和B淋巴细胞。获得免疫系统与天然免疫系统衔接的细胞是抗原递呈细胞，以树突细胞为代表的抗原递呈细胞，将天然免疫系统传递过来的外来入侵物的相关信息进行提取和加工，形成具有外来入侵物特征性的抗原，树突细胞将这些特异的抗原作为一种信号，传递给T淋巴细胞，激活T淋巴细胞；激活的T淋巴细胞一方面针对接收到的抗原信号，根据抗原的性质，分泌一些细胞因子并自身进行分化，形成一些具有效应的细胞与细胞因子一起参与对外来入侵物的特异性免疫应答；一方面又将抗原信号传递给B淋巴细胞，使B细胞激活，进一步分化成为浆细胞，浆细胞的主要功能是产生针对外来入侵物特异抗原的特异抗体，以抗体的形式对外来入侵物进行中和、杀伤，起到清除外来入侵物的作用。这种抗体对外来入侵物具有特异性，只针对这一特定的外来入侵物，并可以对外来入侵物的特征形成记忆。如果树突细胞传递过来的抗原是来自自身的组织和器官的，那么浆细胞产生的抗体就成为针对自身组织和器官成分的自身抗体了，这就成为引起自身免疫性疾病的发病基础。

6. 类风湿关节炎是怎么发生的？

类风湿关节炎的发生，也就是类风湿关节炎的发病机制，十分复杂，目前尚未完全阐明，也是世界上广大风湿病学者和免疫学者共同研究的核心内容。但是，目前已经非常明确的是，如果遗传和环境之间的相互作用打破了存在于正常人体的对自身组织形成的免疫耐受，就会引起免疫性疾病的发生。所谓免疫耐受就是人体的免疫系统只针对外来入侵物发生免疫应答，攻击外来入侵物，达到清除外来入侵物、保护及维持人体的正常功能和健康状态，而不对自己的组织和器官发生免疫应答，不攻击自身的组织和器官。

类风湿关节炎患者由于免疫系统功能紊乱，免疫耐受被打破，发生了异常的免疫应答，因此，身体中会产生一些针对人体正常组织成分的抗体，就是自身抗体，包括大家熟知的类风湿因子和抗环瓜氨酸抗体。这些自身抗体会攻击关节滑膜，引起特征性的滑膜炎症，破坏滑膜、骨和软骨，引起关节畸形。

在关节滑膜发生炎症的同时，还有大量的与炎症反应相关的介质被释放出来，进一步加重滑膜和全身的炎症，引起关节的肿痛、全身不适等症状，因此异常的免疫应答和炎症是类风湿关节炎的主要发病机制。

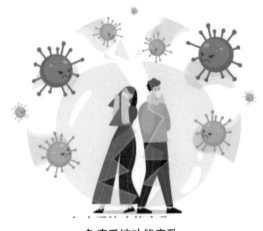

免疫系统功能紊乱

7. 类风湿关节炎患者会发生哪些免疫功能异常？

前面已经提到，类风湿关节炎是一种慢性、全身性自身免疫性疾病，免疫功能异常在类风湿关节炎发病过程中起重要作用。在类风湿关节炎患者体内可以检测到许多由于免疫细胞被激活后产生的致炎性细胞因子，如肿瘤坏死因子-α

（TNF-α）、白介素-6（IL-6）、白介素-1等，不仅参与滑膜的炎症过程，还参与了骨和软骨的破坏，在类风湿关节炎的发病和疾病进展中起重要的作用。

类风湿关节炎患者免疫功能紊乱的重要标志是在绝大多数患者血液中可以检测到自身抗体，其中最为广大病友熟知的就是类风湿因子。近些年来，另一大类对类风湿关节炎具有特异性的自身抗体是抗环瓜氨酸抗体，其中最常检测的是抗CCP抗体，已经在临床诊断中得到广泛应用。这些自身抗体不仅参与类风湿关节炎的发病，还与病情重、出现关节破坏早和引起关节外损害，即组织器官病变的发生有关。

RA

第*3*章

类风湿关节炎会引起
哪些症状？

在了解了类风湿关节炎的病因与发病机制后，病友们一定很想知道类风湿关节炎有哪些症状与表现，这有助于大家在察觉到这些症状后快速去医院就诊，以争取早期得到诊断，也有助于自我监测病情的变化。

前面已经提到，类风湿关节炎是一种全身的自身免疫性疾病，因此，不难推测，类风湿关节炎虽然是以关节为最突出的表现，但也会引起全身症状，也就是关节外表现。

下面我们简单地介绍一下类风湿关节炎的常见症状和表现。

1. 类风湿关节炎会引起哪些关节症状?

前面提到，类风湿关节炎是一种以侵蚀性关节炎为主要表现的全身性自身免疫性疾病，以双手和腕关节等小关节受累为主，大多数情况下都表现为对称性、持续性的多个关节炎，因此关节症状是类风湿关节炎最主要且最早出现的临床症状。

对于类风湿关节炎的关节症状，需关注两个方面，即发生在哪些关节以及关节的症状。一般来说，类风湿关节炎引起的关节病变主要在小关节，尤其是手的小关节、脚的小关节；一些大关节，如腕、肘和膝关节也会出现肿痛，少数患者会出现一些不常见的关节症状，比如颈椎（脖子）、颞颌（耳朵的前

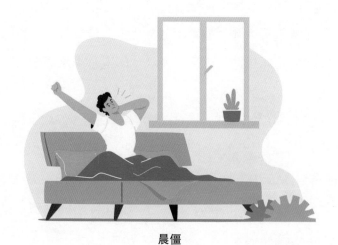

方）等关节的疼痛也可能是类风湿关节炎引起的关节病变。类
风湿关节炎关节症状的一个突出特点是受累的关节常是两侧对
称的。相当一部分患者会出现关节的晨僵，尤其是手关节的晨
僵最明显，也最容易引起患者的注意。

2. 什么是关节晨僵？

所谓晨僵，顾名思义，就是早上醒来后，关节出现的僵
硬、无法自主活动感，也可发生于长时间不活动后。类风湿关
节炎的晨僵持续时间比较长，从30分钟至数小时不等，其严重
程度往往与疾病的活动度有关，疾病越严重，晨僵表现也越明
显，持续时间也越长。在活动、锻炼、热敷后晨僵可缓解，有

晨僵

效的药物治疗也能够缓解晨僵。

3. 是不是所有的关节痛都是类风湿关节炎引起的呢?

答案是否定的。关节炎不仅会引起关节痛,还会引起关节肿,因此单纯的关节痛并不能称为关节炎。当关节受到外力撞击、过度运动、关节磨损等都会引起关节痛。判断是不是得了类风湿关节炎,不仅要关注关节疼痛,还要关注是否出现关节肿,关节肿是关节炎最重要的表现;因此仅仅出现关节痛的病友们,虽然不需要过度紧张,但是应该及时去正规医院的风湿免疫科就诊,通过医生对关节进行检查,结合开具的化验检查和其他检查才能明确是否得了类风湿关节炎,这才是最正确的选择。

4. 类风湿关节炎会引起关节畸形吗?

如果类风湿关节炎在早期不及时进行正规、正确的治疗,疾病得不到控制,那么关节病变就会逐渐进展,出现关节滑膜、关节软骨及骨的破坏,导致关节间隙变窄、甚至消失,引起关节强直,这时关节畸形就很明显了,关节功能也基本丧失。到疾病晚期,还会合并有关节周围韧带等组织破坏,引起关节半脱位、脱位、偏斜,出现"天鹅颈"和"纽扣花"样的手指畸形，还有足部外翻等。这些关节畸形表现是类风湿关节炎的特征性改变。当手关节出现这些畸形的时候，会严重影响关节的功能，患者的日常活动因而会受到显著影响，甚至生活不能自理，导致残疾。因此，及时就诊并得到有效的治疗，才能够避免或者延缓关节破坏，减少残疾。

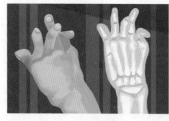 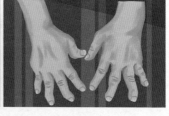

"纽扣花"畸形　　　　　　　"天鹅颈"畸形

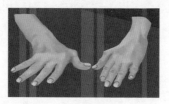

尺侧偏斜

5. 类风湿关节炎会引起哪些全身症状？

前面提到，类风湿关节炎是一种慢性、全身性的自身免疫性疾病，关节症状是主要的症状，但是全身免疫系统紊乱引起的炎症反应不仅局限于关节，还会影响全身其他脏器，导致出现不同的全身症状，并且在疾病的任何阶段都可能出现。

患者会有疲惫乏力、低热、食欲不振、体重下降等炎症引起的消耗性表现。除此之外，还会有一些类风湿关节炎的特殊症状。

类风湿结节是最常见且最具特征性的皮肤表现，发生率为15%～20%。通常为单个硬块，位于皮下，凸出，有一定活动度，质地较韧，常发生于肘关节、手指关节、跟腱以及足部关节伸侧（外侧）和经常受压、磨损的部位。

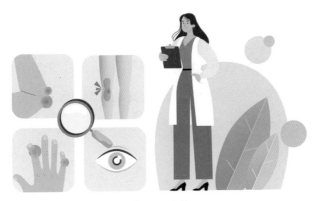

类风湿结节

6. 类风湿关节炎会引起哪些脏器损害？

肺是类风湿关节炎最容易影响到的器官，不单单是因为疾病本身，还有个别患者是因服用药物后的副作用而引起的肺部病变。类风湿关节炎引起的肺部病变最常见的是间质性肺炎、胸膜炎与胸腔积液，早期的肺部病变可以没有症状，但是肺部病变到一定程度的病友会出现咳嗽、气短与呼吸困难等表现。这里需要重点关注间质性肺炎，间质性肺炎是肺间质的炎性和纤维化疾病，病变主要侵犯肺间质和肺泡腔，最终引起肺间质的纤维化，导致肺部功能丧失。肺间质病变是类风湿关节炎最常见和最严重的关节外表现，是引起患者死亡的主要原因之一，需要引起重视。

眼睛也是类风湿关节炎较常累及的器官，约10%的类风湿关节炎患者可并发另一种自身免疫系统疾病——干燥综合征，出现口干、眼干、看不清东西等表现。有16%的患者会发生眼部的巩膜炎症，出现眼部发红、疼痛明显，导致巩膜变薄、穿孔，造成失明等严重后果。

7. 类风湿关节炎会引起情绪异常吗？

类风湿关节炎是一种长期的慢性病，不可避免地会给患者带来较大的精神压力，在临床上常会见到类风湿关节炎病友们出现抑郁、焦虑等心理疾病，进而影响到对治疗的信心、对药物治疗的依从性及药物治疗的效果。因此，广大病友们在积极地接受药物治疗的同时，也需要注意对情绪的调节。

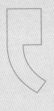

RA

第*4*章

医生是如何做出类风湿
关节炎诊断的？

前文提到,类风湿关节炎病因复杂、症状多样,那么风湿科医生是根据什么来诊断类风湿关节炎呢?

目前并没有类风湿关节炎的诊断标准,风湿科医生在工作中参照国际认可的分类标准,根据病友们的临床特征,参考抽血化验的指标与X线片或者CT、磁共振检查结果,进行综合分析,才能得出诊断结论。如果遇到一些疑难且表现不典型的,还需对病友们做各种检查并观察一段时间后才能最终确诊。可见做出类风湿关节炎的诊断是一个比较复杂的过程。

1. 什么是类风湿关节炎的分类标准?

类风湿关节炎的分类标准是风湿病学专家和统计学专家对大量类风湿关节炎患者的临床表现进行分析、总结和归纳后,根据统计学分析后得出的能够将类风湿关节炎与其他疾病区分开来的标准。这些标准虽然不完全适用于每一个患者,但也是医生做出类风湿关节炎诊断的重要依据。

2. 有哪些类风湿关节炎分类标准?

最早的类风湿关节炎分类标准要追溯到1958年美国风湿病学会提出的分类标准,其中包括了晨僵、类风湿结节等表现，结合患者的类风湿因子以及X线和滑膜病理等检查结果做出判断。1987年美国风湿病学会制定的分类标准在类风湿关节炎的临床诊断及研究中发挥了重要作用，至今也是临床医生诊断类风湿关节炎的重要依据，但是这个分类标准对于早期类风湿关节炎患者存在比较高的漏诊率，可能延误治疗时机。2010年美国和欧洲风湿病学会联合推出的分类标准中增加了一些类风湿关节炎突出的症状并加入了一些抗体的检测，有助于将类风湿关节炎与其他非炎性的关节炎区分，更有利于早期类风湿关节炎的诊断。可见，分类标准不断更新的目的是为了更早诊断出类风湿关节炎，使得病友们能够早治疗、早获益。

3. 哪些是诊断类风湿关节炎的重要参考指标？

除了根据关节和全身表现等特点诊断类风湿关节炎外，一些抗体的检测对于诊断类风湿关节炎有重要的参考价值，比如大家熟知的类风湿因子（RF），还有一些对类风湿关节炎特异性比较高的自身抗体，如抗瓜氨酸肽抗体（抗CCP抗体）、抗波形蛋白抗体（抗MCV抗体）、抗角蛋白抗体（抗AKA抗体）和抗核周因子抗体（APF）等。60%~80%的类风湿关节炎患者血液中能检测到类风湿因子阳性，80%以上的类风湿关节炎患者血液中抗CCP抗体检测阳性，抗MCV抗体和抗AKA

抗体、抗APF抗体也是诊断类风湿关节炎的重要参考指标。风湿科医生检测这些指标的目的，一方面是为诊断类风湿关节炎提供更多的依据，另一方面通过检测这些抗体也能与其他的自身免疫性疾病（比如系统性红斑狼疮等）引起的相似关节症状进行鉴别。

但是，需要指出的是，血液中这些抗体的检测结果阴性并不代表一定能排除类风湿关节炎，就像前文所说，类风湿关节炎的诊断需要结合临床症状、血液化验及影像学（比如关节X线影像、关节CT或核磁共振）结果综合判断，才能做出最后的确诊。

RA

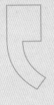

第5章

针对类风湿关节炎，医生
会进行哪些检查？

　　类风湿关节炎是一种全身性的自身免疫性疾病，因此，抽血化验和影像学（X线、超声、CT、磁共振）检查十分重要，尤其是在了解疾病的严重程度和进展情况时。抽血化验的指标不仅是为了判断疾病是不是活动、活动程度如何，也是为了观察药物疗效和是否出现了药物副作用等。抽血化验和影像检查的结果，对您了解自己的病情也很有帮助。

　　但是，我们想说明的一点是，由于类风湿关节炎的临床症状复杂，抽血化验和影像学检查结果会受到病情本身、治疗药物以及检查方法等因素的影响，病友们很难正确地理解和读懂这些结果。所以，最终还需要由您的医生来进行判断和解读。

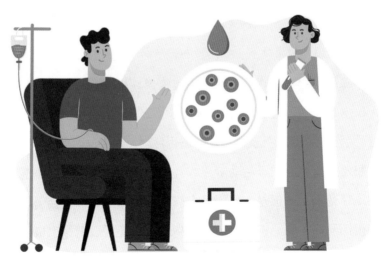

抽血化验

1. 医生会给我做哪些化验检查?

类风湿关节炎患者最基础的化验检查就是抽血(血常规、肝肾功能、自身抗体)和留尿(尿常规)。

血常规是指通过观察血液细胞的成分、数量和分布来判断血液中细胞的组成是否存在异常,通常是血液检查的第一步,也是最基本的检查。血常规的检测指标很多,但主要包括三大系统,即红细胞系、白细胞系和血小板系。类风湿关节炎有可能引起慢性贫血,也就是血红蛋白降低,疾病活动的病友还会出现血小板计数增多,白细胞通常是正常的,但在急性期也可能有轻度升高。此外,常用于治疗类风湿关节炎的一些药物,比如甲氨蝶呤等,会造成骨髓抑制,也就是影响骨髓的造血功能,表现在化验单上就是贫血、中性粒细胞及血小板计数等的减少。

跟类风湿关节炎疾病活动相关的炎性指标有红细胞沉降率(ESR)和C反应蛋白(CRP)或超敏C反应蛋白(hsCRP),这两个指标可以大致反映出疾病是否活动。如果这两个指标高,说明疾病有可能处于活动阶段或者病情相对严重,可能需要更换治疗药物了。但是,由于很多情况,比如感染等也会引起这些指标升高,因此,这些指标升高的意义还需要请医生根据您的疾病情况和其他可能合并存在的情况来综合判断。因此,作为病友,还是要请医生来对检查结果进行评估和解释。

尿检查结果能够直接反映患者的肾脏功能。类风湿关节炎疾病本身很少会引起肾脏损害，但是病情严重、病程长而且控制不好的病友容易出现肾脏功能异常，尿液检查中会出现尿蛋白阳性等异常指标。因此，对尿液的定期检查也是必要的。

2. 医生为什么会给我查肝功能？

治疗类风湿关节炎的药物，比如抗炎镇痛药物和传统改善病情的抗风湿药有可能会引起肝脏损伤；此外，生物制剂和小分子靶向药物也会引起肝脏损伤，尽管发生率低。一些出现肝脏损伤的病友会有恶心、食欲不振、腹胀等症状，个别病友还会出现皮肤发黄。但是大多数病友肝功能损伤刚出现的时候，并不会有临床症状，因此需要定期检查肝脏功能来发现肝脏受损，如果发现肝功能异常，应采取相应的措施，防止造成严重的肝脏损害。

3. 医生还会给我做哪些其他检查？

除了前面提到的这些抽血化验及留尿检查以外，医生还会给病友们做影像学检查，比如拍片子，包括X线、CT和核磁共振成像。一些医生还会给您做关节超声检查。

　　传统的X线检查没有办法检测出滑膜、软骨破坏，只能看到软骨破坏的结果和骨破坏等，一般X线片能显示出来的改变大多都是较晚期的关节改变。在X线下可以看到关节肿胀、骨质疏松、关节破坏、关节间隙狭窄和关节骨性强直。

　　CT检查看不到滑膜和软骨的病变，但是CT对于发现早期的骨破坏有一定的帮助。

　　核磁共振成像对于早期类风湿关节炎的诊断具有比较高的价值，除了滑膜、软骨、腱鞘的炎症以及骨破坏以外，还可以识别出代表疾病活动的骨髓水肿、肌腱和腱鞘炎症。

　　超声可以发现关节滑膜、腱鞘、肌腱这些部位的炎症，以及滑膜增厚、关节腔积液、血流增多等病变，还可以在疾病早期就发现骨破坏，有利于提高诊断率。同时，超声检查还可以用来监测治疗是否有效。因此，超声是一种比较方便的检查和判断病情的手段。但是，由于超声检查者的操作差异，会出现一定的检查结果偏差，因此还需要医生结合其他检查结果来综合判断超声检查结果的意义。

　　对于病友来说，要看懂影像学检查无疑是很困难的。因为这不仅需要有坚实的人体解剖学基础知识，了解每种影像检查手段的成像原理及学习如何看这些影像，还需要有一些实际的工作经验才能看明白，所以最终还是要请医生来解读影像学检查结果。

RA

第6章
如果怀疑自己得了类风湿关节炎，应该去哪个科室看病？

前面我们简单地介绍了类风湿关节炎的病因、是如何发病的、以及主要临床表现，可以看出，这种疾病目前仍是一种还有很多问题没有完全阐明的疾病，相比常见的慢性病，要想发现和诊断这种疾病，需要更加专业的医学知识与治疗经验。因此，只有经过相关培训和掌握一定诊治经验的专科医生才能较好地进行诊治，这里建议您去风湿免疫专科就诊，才能找到更专业的医生。

1. 为什么说去风湿免疫科就诊很重要？

前面我们提到，类风湿关节炎是一种自身免疫性疾病，针对这样一个复杂的疾病，需要具备一定的专科知识和治疗经验才能准确诊断及治疗疾病。随着我国风湿病学科的快速发展，许多公立医院都开设了风湿免疫病专科，风湿免疫科是专门看类风湿关节炎等自身免疫疾病的科室。

很多病友因为疾病早期出现的是关节肿痛症状，所以会首先选择骨科或者疼痛科就诊，甚至还有一些不知道挂什么科室的病友，听了其他人介绍，会选择挂普通内、外科就诊。虽然这些科室的医生可能对类风湿关节炎也有所了解，但是由于缺乏专业的培训和全面的专科知识，因此很难在首次接触到病友们的时候，就能像风湿免疫专科医生那样针对类风湿关节炎开展相关且全面的检查，容易导致漏诊或者误诊。最近这些年来类风湿关节炎的治疗理念和治疗药物也有了很大的变化和进展，风湿免疫科医生对这方面的了解更多、更彻底，在执行类风湿关节炎达标治疗理念上更专业，因此，就诊风湿免疫科是最佳选择。

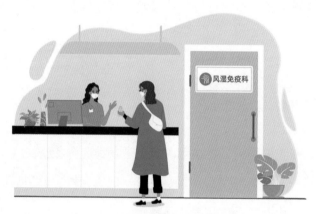

风湿免疫科

2. 全国有哪些医院开设了风湿免疫专科呢？

这是很多病友们都十分关心的问题。最官方、最安全的渠道当然是通过国家卫生和计划生育委员会官方网站（http://www.nhfpc.gov.cn/)查询，在网页右下角的数据查询一栏里点击医院等级即可按照地区、医院的类别和等级进行查询。一般当地大型的三甲医院都设有专业的风湿免疫科。如果病友们不会或者不方便使用互联网的话，可以拨打各地12320卫生热线进行查询。

3. 第一次看病时我应该告诉医生些什么？

在目前医疗资源紧张的情况下，病友们进入诊室与医生交流的时间通常都比较短，因此如何在短时间内把自己关心的很多问题都能跟医生进行充分的交流，成为一个急需解决的问题。那么在这有限的时间内，您要怎么样才能把自身情况及诉求明白地告诉医生呢？我们在这里给您一些建议。

初次就诊的病友们可以提前准备好告诉医生以下几个问题：

（1）最早是什么时候出现症状的？

（2）起病时的主要症状是什么？

（3）最早是哪个或哪些关节出现症状的？哪些关节出现过疼痛？哪些关节出现过肿胀？有没有晨僵？如果有晨僵，晨僵持续多长时间？

（4）关节肿痛出现的先后顺序是怎么样的？

（5）出现关节肿痛时有没有什么诱因？比如受凉、劳累、外伤等；

（6）什么因素会加重或者缓解关节肿痛？是运动？还是休息？

（7）关节肿痛起病是急性还是慢性？急性就是在很短时间，比如几天内出现的异样表现；慢性就是在数周，甚至数月内逐渐出现；

（8）关节肿痛是持续存在、还是可以自己消失，或者是使用了哪些药物后关节肿痛会消失？如果关节肿痛是反复发生的，每次发生之前有什么诱因吗？持续多长时间？

（9）除了关节症状外，还有没有其他伴随的症状？比如发热、乏力、食欲不振、消瘦等症状？

（10）如果在其他医院进行过检查或治疗，需要把化验结果（化验单和检查报告单），使用过其他医院开的药后有没有效果，以及有没有出现其他新的不适症状都告诉医生。

以上问题在就诊前如果病友能自己理清楚，在就诊时向医生提供这些相关信息，医生就可以更快、更好、更有效地判断病情，对医生决定后面的治疗方法与药物会有很大的帮助。

4. 类风湿关节炎需要长期随访，我在每次去看病之前，需要准备什么？

很多类风湿关节炎病友在再次就诊时不带或者忘了带旧病

历本，这对于医生来说，往往还需要花费大量时间来询问您的病情，再加上如果没有前面的病历记录，医生很难完全掌握您既往用药的情况，这样会影响疾病诊治的连贯性。所以在看病前，可以将每次就诊的重要化验单以及治疗药物罗列好，或者携带好旧的病历本，这样医生看过后就能更有效地知晓您的病史以及既往治疗情况，对整个就诊经过一目了然，节约了不少看病问诊的时间，增加了诊疗的准确性。

此外，看病前应该将需要向医生咨询和解决的问题仔细思考清楚，这也可以大大提高看病的效率。

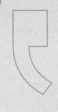

RA

第7章

类风湿关节炎应该
怎么治疗?

　　确诊类风湿关节炎以后，病友们就要进入类风湿关节炎的
治疗阶段。您一定非常关心医生会使用哪些药物来治疗类风湿
关节炎？这些药物是否有效？都有哪些不良反应？接下来，我
们就病友们关心的这些问题进行简单的回答。了解常用药物
的用法和注意事项，对病友们知晓疾病和配合治疗是很有帮助
的。

1.类风湿关节炎的治疗目标是什么？

　　类风湿关节炎是一种慢性疾病，就像高血压、糖尿病一
样，会与您终生相伴，因此，早期正确诊断、及时有效的治
疗，尤其是长期规范治疗，按照医生的建议服药，定期复查，
对更好地控制症状、延缓疾病进展十分重要。

　　就像高血压和糖尿病一样，目前医学的发展还不能治愈类
风湿关节炎，但是，利用现有药物可以控制疾病进展，缓解关
节症状，提高病友们的生活质量。因此，现阶段类风湿关节炎
的治疗目标是控制症状、减缓疾病进展、阻止或减缓骨关节损
坏、降低病残的可能性和提高生活质量。

2. 为什么说得了类风湿关节炎要尽早治疗？

2006年我国残疾人调查显示，类风湿关节炎是我国女性最主要的致残原因。近年来，由于更多的患者得到了早期诊断，及时接受了药物治疗，病情和生活质量都有很大改善，大大降低了残疾的发生率。所以早期诊断和早期治疗是改善类风湿关节炎病友们临床结局的关键因素。

类风湿关节炎一定要尽早治疗，尽早治疗对于疾病的预后非常重要。因为类风湿关节炎早期主要表现为关节肿胀疼痛，如果治疗不及时，疾病就会逐渐进展，最后会出现骨质破坏、关节畸形，造成残疾。一些早期没有经过良好治疗的病友还会

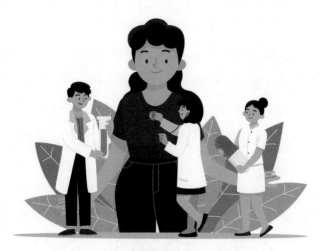

早诊断，早治疗

出现内脏的不可逆损伤,从而严重影响到病友们的生活质量,甚至危及生命。如果类风湿关节炎在早期就能得到及时的治疗,在关节和骨骼都还没有被破坏时进行治疗,大部分病友们的病情会得到非常好的控制,可以有效延缓或者避免关节破坏和畸形。

3. 什么是类风湿关节炎的达标治疗?

大家都知道,像高血压和糖尿病这些慢性终生性疾病必须用药长期控制,高血压患者要把血压控制到一定的水平以下,同理糖尿病患者也要把血糖控制到一定的数值以下,这就是给治疗设定一定的"目标",这种力求达到一定目标的治疗策略称为"达标治疗"。之所以这样做,是因为只有把血压或血糖控制到这些特定目标,才能防止发生一些重要的不良事件,比如脑卒中、心脏病或糖尿病眼部病变等并发疾病的发生。

类风湿关节炎在本质上与高血压和糖尿病一样,现阶段都是无法治愈的终生性慢性疾病。但是,类风湿关节炎会引起关节破坏、畸形和内脏损害,给人体造成更大的危害,因此类风湿关节炎更应该像高血压、糖尿病那样,积极治疗,实现"达标治疗"。

达标治疗就是"达到一定的治疗目标",类风湿关节炎的达标治疗是指采取各种积极有效的治疗方法，以病情缓解或低疾病活动度作为治疗目标，在一定时间内将炎症或病情活动度降至较低水平或者达到临床缓解。和传统的治疗方法相比，达标治疗能够显著延缓病情进展，最大限度地减少关节残疾的发生。要做到类风湿关节炎的达标治疗，需要定期复查、监测和随访，密切观察病情的变化，定期评估患者的疾病活动度、关节受损程度并且根据评估的结果及时调整治疗方案。

如果不进行正规的治疗，疾病不能达标，那么由类风湿关节炎引起的炎症就会不断地破坏关节软骨和骨组织，最终导致关节畸形和骨关节的功能丧失。

4. 类风湿关节炎达标治疗的"标"是什么？

类风湿关节炎的达标治疗中的目标是指"疾病缓解"，一些患者的病情很难达到缓解，可以退而求其次，实现"低疾病活动度"即可，因此，"疾病缓解"和"低疾病活动度"都可以是类风湿关节炎治疗的"标的"。

5. 如何评估疾病的活动度？

类风湿关节炎的疾病活动度评估比较复杂，有多种评估体系，一般都是结合了肿胀、压痛的关节数、医生和患者对疾病的整体评估以及血沉或C反应蛋白水平，通过一定的计算公式计算出来的数值。以最常用的根据28个关节计算的DAS为例，如果DAS28的计算得分为3.2以下，就是低疾病活动度，如果在2.6以下就是缓解。目前我国能够达到低疾病活动度和缓解的患者不到30%。另外一个更严格的评定标准是布尔标准（Boolean标准），需要肿胀关节数在1个以下、压痛关节数在1个以下、C反应蛋白水平在1mg/dl以下、患者对疾病总体评分在1分以下（总分为10分），目前我国能够达到该标准的患者还不到5%。

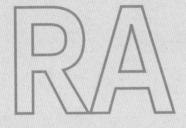

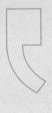

第*8*章

哪些药物可以治疗
类风湿关节炎?

治疗类风湿关节炎的常用药物包括以下四大类：非甾体抗炎药、糖皮质激素（以下简称激素）、改善病情的抗风湿药以及中草药。其中改善病情的抗风湿药包括传统改善病情的抗风湿药物、生物制剂及小分子靶向药物。

1. 使用药物治疗需要注意些什么？

使用药物治疗的病友们最需要记住的一点，就是一定要按照医嘱按时按量服药，不要自行调整药物的用量，也不要擅自停药，按时按量用药是取得最好疗效的基础。治疗类风湿关节炎需要长期服用改善病情的抗风湿药，其中传统改善病情的抗

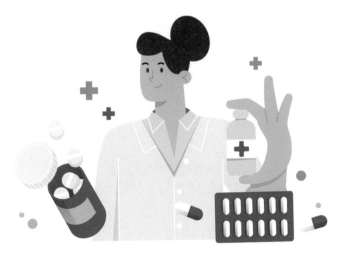

药物治疗

风湿药物一般起效比较慢，用药过程中要监测不良反应。服用非甾体抗炎药或激素期间最好不要喝酒，喝酒会加重胃黏膜损伤，引起胃肠道出血。如果您有药物过敏史，一定要及时告诉医生。部分药物孕期是禁用的，如您有备孕计划，也务必提前告知医生，提前做好准备。

2. 非甾体抗炎药都有哪些?

非甾体抗炎药就是大家常说的解热镇痛药，是最早用于治疗风湿病的药物。这类药物最主要的作用就是通过抗炎来达到止痛的效果，同时这类药物还具有退热的功效。非甾体抗炎药可以减轻关节肿胀和疼痛，而且起效时间非常快，可以在几个小时内快速缓解疼痛，是最常用的治疗类风湿关节炎的药物。这类药物最有代表性的是阿司匹林，还有大家熟知的布洛芬、萘普生、双氯芬酸、洛索洛芬及新型的对胃肠道影响较小的药物如塞来昔布、依托考昔等。

3. 应该怎么用非甾体抗炎药?

非甾体抗炎药虽然可以在较短时间内快速止痛、抗炎，但是属于"治标性"药物，因为它不能控制滑膜的炎症，只能缓解疼痛，没办法阻止疾病的进展。在使用非甾体抗炎药的时候，医生会根据您的个人情况来选择不同的种类、剂量和剂型。此外，考虑到副作用等因素，医生会尽可能使用最低的有效剂量以及最短的疗程。一般先选用一种非甾体抗炎药，应用几天到二周后，如果您的关节疼痛没有得到改善，医生会增加剂量直至足量，如果关节疼痛仍然没有缓解，医生就会给您换成另一种非甾体抗炎药。应当注意的是，要避免同时使用两种或两种以上的非甾体抗炎药。

4. 非甾体抗炎药都有哪些副作用？

非甾体抗炎药的常见副作用是胃肠道症状，如胃炎、食管炎、胃溃疡、胃出血等。

非甾体抗炎药还会对肾功能产生影响。出现肾脏不良反应的病友们可能会出现四肢或者面部水肿、少尿、泡沫尿等，一些人还会出现高血压。发生肾脏受损的病友在进行尿液检查时可能会出现蛋白尿、血尿等。

非甾体抗炎药还会引起肝脏受损，出现肝脏受损的人会有恶心、乏力、食欲下降等症状，严重的病友还会出现胆汁淤积，引起黄疸（比如皮肤发黄）、瘙痒等。另外，血液指标中代表肝功能的指标会出现异常，比如丙氨酸氨基转移酶和天冬氨酸氨基转移酶等肝脏酶的升高。

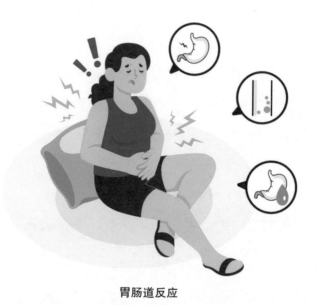

胃肠道反应

5. 使用非甾体抗炎药时需要注意什么?

非甾体抗炎药起效快,大多数这类药物都是非处方药物,可以在药店买到。不管是医生开药还是患者在药店购买都是很方便的。非甾体抗炎药常见的不良反应是胃肠道不适,可能会出现腹部不舒服、隐隐作痛、恶心、呕吐、饱胀、嗳气等消化不良的症状,严重的时候甚至会导致胃肠道出血。大多数非甾体抗炎药应尽量在饭后服用,这样可以减少一些胃肠道反应。

如果以前出现过消化道出血的病友，不建议自己去购买使用非甾体抗炎药，需要看医生后请医生来决定。

老年人尽量选择较小剂量或者代谢较快的非甾体抗炎药。心血管高危人群应该谨慎使用非甾体抗炎药，如果确实需要使用，建议选择萘普生，最好是看医生后再决定。

有过肾脏或肝脏疾病的患者需要尽可能减少用药次数和剂量，应该和医生充分沟通，根据医生的指导来用药。同时，需要注意定期监测肝肾功能和血常规。

另外，要避免同时使用两种或两种以上的非甾体抗炎药。同时使用两种或者两种以上的非甾体抗炎药，疗效不但不会增加，还会增加副作用的发生。

6. 治疗类风湿关节炎的激素都有哪些？

我们在治疗风湿病时所说的激素，以及在类风湿关节炎治疗中常说的激素，指的都是糖皮质激素，以下简称激素。一定浓度的激素是维持人体正常功能所必需的，因为激素对维持人体的正常生长、发育、代谢（糖、蛋白和脂肪代谢）和免疫功能都起着十分重要的作用，但是作为治疗使用的激素剂量通常是明显高于正常人体所需的剂量，因此，在服用激素以后，除了会得到激素带来的强大治疗作用外，还会出现一些不良反应，尤其是大剂量、长期使用后，不良反应会更明显。由于激素对免疫细胞有一定的抑制作用，因此服用激素后可能会增加发生感染的风险。

激素本身是一种十分有效的治疗风湿免疫病的药物，但是必须合理使用才能最大限度地发挥它的治疗作用，同时最大限度地减少它带来的不良反应。如果使用不当，就可能会出现多种本该可以避免的副作用。

激素在类风湿关节炎治疗中的使用方式包括局部用药和全身用药。其中局部用药比如关节腔内注射，主要是针对单个或少数肿胀、疼痛的关节，常用的有复方倍他米松以及曲安奈德等。全身用药指的是口服或肌肉注射或静脉输液，这类药物包括强的松（龙）、甲泼尼龙、地塞米松、倍他米松等，一般是用来控制全身炎症的。

7. 什么情况下需要使用激素？

激素能够快速地改善关节肿痛和全身症状，控制病情。在治疗类风湿关节炎中起重要作用的传统改变病情抗风湿药物通常起效时间比较长，在这类药物还没有起效的这段时间内，可以使用激素来控制病情，等到传统改变病情抗风湿药物起效的时候，就可以慢慢把激素停掉了，所以在类风湿关节炎的治疗中，激素主要扮演着"桥梁"的角色，在传统改变病情抗风湿药物起效的前几周到几个月内、或在调整传统改变病情抗风湿药物治疗时，需要使用小剂量激素来控制疾病。需要注意的是，一般不会单独只使用激素来治疗类风湿关节炎。

8. 如何合理使用激素？

目前来说，在治疗类风湿关节炎中使用激素的原则是短时间、小剂量。以泼尼松为例，小剂量指的是每天10mg（一般是两片药片）以下，中剂量是每天10～30mg，而每天30mg以上就是大剂量了。当然这个剂量是常规使用的剂量，有的病友病情比较严重，可能需要使用到较大剂量的激素，早期短期使用大剂量的激素，可以快速控制疾病。

在疾病被控制住、病情渐渐稳定的情况下，则需要逐渐减少激素的用量并最终停止使用激素，通常在3～6个月完成减停药，具体到每个患者，减量或停药的方法也会有所不同。需要注意的是，病友们不能自行调整剂量或者停药。有的病友觉得症状好了就自己停用了激素，结果病情迅速反弹。所以，不管是减药还是停药，都需要在风湿科医生的指导下来进行。

9. 激素有哪些副作用？

在类风湿关节炎治疗中，滥用激素的情况十分普遍。2016年一项全国研究表明，接近40%的类风湿关节炎患者使用激素。如果长期大剂量使用激素会带来一系列不好的后果，首先是患者的代谢有可能出现异常，造成体型和外貌改变，最典型的就是出现满月脸、水牛背、向心性肥胖和骨质疏松。除此之外，还可能引起食欲增强、情绪改变，以及增加发生感染的机会，有些病友们在服用激素后还会引起胃肠道溃疡、高血压和糖尿病等，让病友们的病情雪上加霜。所以人们经常说激素是把双刃剑，有利也有弊。

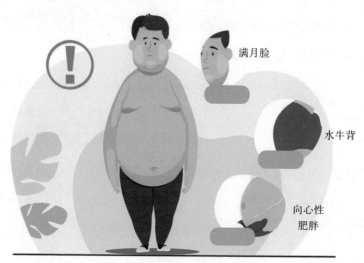

激素副作用

10. 使用激素的注意事项有哪些？

有的病友一听到上面提到的激素副作用，就坚决抵制使用激素。其实大可不必这么极端，激素有利有弊，只要在风湿科医生的指导下合理使用，就能尽可能地减少副作用的发生。在使用激素后，绝大多数病友的关节肿痛都能很快减轻甚至消失。但是病友们可能会出现外表上的变化，比如满月脸，还有的病友使用激素后，特别容易因为一点小事就发脾气。很多病友没有办法接受这种改变，认为这影响到了自己正常的生活，于是擅自停药，导致病情反复。其实病友们一定要学会正视这些变化，因为激素是"桥梁"药物，一般都是短期使用，而且会逐渐减量，这些不好的反应也会随着激素的减量而逐渐不明显。

使用激素会引起骨质丢失，增加发生骨质疏松的危险，尤其是在围绝经期的女性病友，本身的骨质情况就已经不乐观了，激素的使用会加速骨质的丢失，因此，除了医生给您开的维生素D和钙片外，病友们自己也要多晒太阳，吃富含钙的食物，尽量减少激素对骨骼的影响。

服用激素以后，可能会出现饭量增大的情况，病友们一定不能无节制地饮食，还是需要控制饮食的量，同时尽量少吃高油高脂的食物，注意饮食均衡。

如果病友们在服用激素的时候出现了感染（比如感冒）的情况，一定要重视，及时就医。

最后，因为每个病友对激素的反应都会不一样，因此，在服用激素后如果出现明显的不适，应该去看医生。

11. 什么是传统改善病情的抗风湿药？

传统改善病情的抗风湿药是治疗类风湿关节炎的主要药物，但是这类药物一般起效比较慢，通常需要大约3个月的时间才会表现出疗效，所以又被称为"慢作用药物"。传统改善病情抗风湿药不仅能改善类风湿关节炎的症状，还能延缓和控制病情进展，因此是临床上最常用的一类药物，可以说是治疗类风湿关节炎的"主力军"，尽早使用有利于尽快控制病情。因此在类风湿关节炎确诊后，在没有禁忌证的情况下，应立即开始接受这类药物的治疗。

12. 传统改善病情的抗风湿药有哪些？

传统改善病情的抗风湿药主要是通过抑制淋巴细胞功能、减少前面我们提到的在类风湿关节炎发病中涉及到的细胞因子的分泌，从而抑制免疫系统攻击自身的器官和组织，最后达到改善病情的作用。这类药物有甲氨蝶呤、柳氮磺吡啶、来氟米特、抗疟药、艾拉莫德、环孢素A、青霉胺等。后两种药物已很少使用，尤其是青霉胺已基本不再用于类风湿关节炎的治疗。

13. 传统改善病情的抗风湿药会带来哪些副作用？

不同的传统改善病情的抗风湿药也有不同的副作用，这类药物的共同副作用有：

（1）胃肠道不适：几乎所有的传统改善病情的抗风湿药都有胃肠道刺激，会造成腹部不适、腹痛、恶心、呕吐、腹胀、食欲减退等。

（2）肝脏损伤：也是这类药物的共同不良反应，虽然发生率不高，但是需要重点关注。多数病友在发生肝脏损害后是没有症状的，只有在化验检查的时候才能发现。一些病友会出现食欲不振、厌油腻、恶心等；一些严重的病友还会出现皮肤发黄和眼球发黄。

（3）骨髓抑制：传统改善病情抗风湿药还可以引起骨髓抑制，导致贫血、白细胞减少和血小板减少，虽然发生率不高，骨髓抑制程度也比较轻，但密切监测很重要。

14. 如何使用甲氨蝶呤?

甲氨蝶呤是治疗类风湿关节炎的首选药物,可以抑制淋巴细胞的增殖和活化,被称为类风湿关节炎治疗的"锚定药",也就是说,只要没有禁忌证,所有的类风湿关节炎病友都应该首先使用甲氨蝶呤来进行治疗。甲氨蝶呤作为一个基础用药,经常和其他的改善病情抗风湿药或者生物制剂联合使用,增强疗效。甲氨蝶呤的服用方法比较特殊,每周固定一天服用药物,作用可以持续一周,一般的用量是每周10~15mg,为了减少胃肠道不适,在一天内可以分为2~3次服用。在疾病稳定后,还可以逐渐减少剂量。

我们还推荐甲氨蝶呤服用24小时后,服用一片叶酸,既不影响甲氨蝶呤的疗效,还可以协助减少甲氨蝶呤引起的胃肠道反应和肝脏副作用。甲氨蝶呤除了有传统改善病情的抗风湿药的共同副作用以外,在少数病友还会引起口腔黏膜糜烂,口服叶酸可以减少这种不良反应的发生率和严重程度。

15. 如何使用来氟米特?

来氟米特的作用机制和疗效与甲氨蝶呤相似,也是通过抑制淋巴细胞的功能来治疗类风湿关节炎的。常用的剂量为

10～20mg，每日1次。

除了上述这类药物的共同不良反应外，来氟米特还可能引起腹泻、皮疹、脱发和高血压等。

16. 如何使用柳氮磺吡啶？

柳氮磺吡啶的化学结构中含有一个磺胺基团，具有抗炎作用的同时兼具抗菌作用，也是治疗类风湿关节炎常用的传统改善病情抗风湿药物。一般采取的是逐渐增量的使用方式，最终的使用剂量为1000mg，每日2～3次。

除前述这类药物的共同不良反应外，柳氮磺吡啶的不良反应还有腹泻、皮疹等。总体来说，柳氮磺吡啶的不良反应少，安全性较好，孕期和哺乳期均可使用。但磺胺类药物过敏的患者慎用。

17. 如何使用羟氯喹？

羟氯喹是一种抗疟药物，具有免疫调节作用，也常用于治疗类风湿关节炎。常用剂量为0.1～0.2g，每日2次。

羟氯喹最重要的副作用在眼部，可引起视网膜病变，患者会感觉视物模糊，在光线周围出现光晕，但发生率很低。为了防止这一严重不良反应的发生，对于长期使用羟氯喹或者使用高剂量羟氯喹、患有肝肾疾病、同时使用他莫昔芬、有视网膜或黄斑疾病史、高龄的病友，都应该在用药前和用药后每年进行一次眼科检查。除以上这些易发生眼部不良反应的高危群体外，其他病友也尽可能在用药前和用药5年后每年进行一次眼科检查，主要行眼底和视野检查，以监测羟氯喹带来的眼部病变。一旦发现眼部病变，应立即停药，去医院就诊。

总体来说，羟氯喹的安全性良好，妊娠期和哺乳期均可使用。

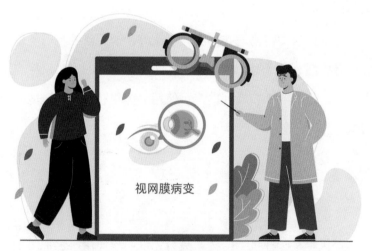

视网膜病变

18. 如何使用艾拉莫德？

艾拉莫德的具体作用机制不是很明确，除了具有改善类风湿关节炎病情的作用外，还有一定程度的抗炎止痛作用。常用剂量为25mg，每日2次。

19. 什么是生物制剂？

所谓生物制剂是近20多年来出现的一类新型药物，是一类通过先进的生物工程技术制造出来的大分子蛋白质类药物。在风湿病领域使用的生物制剂一般都是融合蛋白或单克隆抗体，选择性地针对在风湿病发病机制中起重要作用的细胞因子或蛋白质，具有明确的治疗靶点，也就是具有很高的特异性，因此被称为生物靶向药物，在风湿病领域中的使用越来越广泛。由于是大分子蛋白质类药物，因此生物制剂一般都需要静脉输液或皮下注射。

生物制剂在20世纪90年代末开始用于治疗类风湿关节炎。前面我们提到过，类风湿关节炎的发病机制涉及到很多炎症因子，生物制剂能精准针对细胞外某一炎症因子进行治疗，可以部分实现对"有害"细胞因子的"精准"打击。生物制剂克服了传统改善病情抗风湿药起效慢的缺点，具有起效快、疗效好的优势，尤其是对一些已经使用过传统改善病情的抗风湿药但是治疗效果不佳的患者也有一定疗效，而且总体安全性较好。可以说，生物制剂的出现是类风湿关节炎治疗史上的一个革命性进展。生物制剂起效迅速，可以有效控制炎症，缓解症状，但是价格比较高。

20. 目前在我国上市的治疗类风湿关节炎的生物制剂有哪些?

针对肿瘤坏死因子-α的生物制剂，是治疗类风湿关节炎最早，也是最常用的生物制剂；其他用于治疗类风湿关节炎的生物制剂还有白介素-6拮抗剂、白介素-1拮抗剂、CTLA-4抑制剂、抗CD20单抗等。白介素-1拮抗剂在我国还没有上市。

肿瘤坏死因子-α抑制剂，包括英夫利昔单抗、依那西普、阿达木单抗、戈利木单抗和培塞利珠单抗，是目前类风湿关节炎治疗中使用最广、种类最多的一类生物制剂，相关研究也比较充分。

白介素-6拮抗剂是一类通过抑制白介素-6介导的炎症过程来治疗类风湿关节炎的生物制剂，目前我国上市的有托珠单抗。

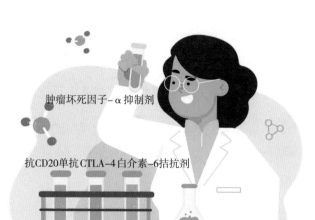

肿瘤坏死因子-α 抑制剂

抗CD20单抗 CTLA-4 白介素-6拮抗剂

白介素-1拮抗剂

抗CD20单抗有利妥昔单抗，利妥昔单抗可以与B细胞表面的CD20分子结合，杀伤B细胞，B细胞的作用受到了抑制，对人体自身组织和器官的攻击自然也得到了控制。

21. 在哪些情况下需要使用生物制剂来治疗类风湿关节炎？

传统改善病情抗风湿药物是治疗类风湿关节炎的一线治疗药物，也就是首选药物，而生物制剂一般是作为二线治疗药物来使用的，也就是在首选药物疗效不理想的时候，可以选择使用的药物。病友们在使用了传统改善病情抗风湿药治疗3个月或6个月后没有达到"达标治疗"的目标时，或您的病情经医生判断属于难治的类风湿关节炎（即经过规范、充分的传统改善病情抗风湿药治疗后病情仍处于中高度活动、关节肿胀的数目多、类风湿因子或抗CCP抗体阳性且抗体水平比较高、在患病早期关节就已经受到破坏、接受两种或两种以上传统改善病情抗风湿药治疗后病情仍没有得到较好的改善）时，就可以考虑在原来的治疗方案里加上生物制剂。

肿瘤坏死因子-α抑制剂一般和甲氨蝶呤联合使用，用于治疗甲氨蝶呤单用疗效不理想的类风湿关节炎患者，一些肿瘤坏死因子-α抑制剂也可以单用。肿瘤坏死因子-α抑制剂可以显著改善症状，降低炎症水平，延缓骨破坏。

白介素-6抑制剂可以用于对甲氨蝶呤或者肿瘤坏死因子抑制剂治疗疗效不佳的类风湿关节炎患者；白介素-6抑制剂联合甲氨蝶呤的疗效与肿瘤坏死因子抑制剂联合甲氨蝶呤的疗效相当，可以改善症状，降低炎症水平，延缓骨破坏。

利妥昔单抗也可以与甲氨蝶呤联合使用，用于治疗甲氨蝶呤疗效不佳的中度或重度类风湿关节炎患者，一般是在前面提到的几种生物制剂治疗效果都不好的时候才使用。

22. 生物制剂会引起哪些不良反应？

肿瘤坏死因子-α抑制剂的常见副作用为注射部位疼痛、

发红和肿胀、输液过敏反应等；感染，尤其是上呼吸道感染，也是较常见的不良反应，带状疱疹是肿瘤坏死因子-α抑制剂使用后常见的病毒感染。肿瘤坏死因子-α抑制剂还会引起一些发生率较低的不良反应，如充血性心力衰竭、血细胞减少等，肝功能异常、自身免疫性疾病等较为罕见。

白介素-6抑制剂常见的副作用为输液引起的发热、呼吸困难等，其他副作用还有肝功能异常、感染、血细胞减少、血脂异常等。

利妥昔单抗常见的副作用有输液反应以及发生感染的风险增加。

23. 使用生物制剂前需要做什么检查？

不管使用哪种生物制剂，都有可能使免疫系统的功能受到抑制，降低对外来细菌和病毒感染的抵抗力，因此，前面提到的生物制剂的不良反应中最常见的是感染，尤其是呼吸道感染，所以在用药前应该要进行一些病毒和细菌感染的筛查，尤其是一些严重的病毒和细菌感染。这是为了患者在得到生物制剂带来的良好治疗作用的同时，尽可能将一些重要病毒和细菌感染的发生风险降到最低。用药前应该进行全面的检查，比如血常规、尿常规、肝肾功能、胸片/胸部CT、结核感染筛查、乙肝病毒、丙肝病毒和HIV病毒感染筛查等，根据这些检查结果，医生判断发生肝炎病毒感染复燃和结核感染复发的风险较低时，可以使用生物制剂；或者经过一些相关的预防治疗后才可以使用；或者因病毒和细菌感染的可能性较大，目前不能使用生物制剂。

24. 使用生物制剂期间要监测哪些指标?

前面提到，在生物制剂在使用过程中，可能会增加发生感染的风险，也会引起一些其他不良反应，所以在治疗期间需要定期监测一些指标，比如血常规、尿常规和肝肾功能、血脂等。

25. 什么是小分子靶向治疗药物?

继生物制剂后，近10余年来一些小分子靶向治疗药物开始用于类风湿关节炎的治疗，也带来了类风湿关节炎治疗的另一次革命性进展。所谓小分子靶向治疗药物，顾名思义，就是分子量小、但是针对特异靶点的一类药物。小分子靶向治疗药物通常是口服使用，针对一种细胞因子、或是一条细胞通路发挥作用。目前在类风湿关节炎治疗中使用的小分子靶向药物针对的是类风湿关节炎发病中关键的细胞通路，这种炎症反应的细胞通路是通过一种称为JAK的激酶来介导的，JAK激酶在类风湿关节炎发病中起重要作用，因此抑制JAK激酶就可以阻断炎症信号的传导，抑制炎症反应，起到减轻关节炎症的作用，从而延缓疾病进展。

26. 目前在我国上市的治疗类风湿关节炎的小分子靶向药物有哪些？

目前在我国上市的治疗类风湿关节炎的小分子靶向药物主要有托法替布和巴瑞替尼。

27. 什么情况下可以使用小分子靶向药物？

一般来说，传统改善病情抗风湿药疗效不好、或者因这类药物的副作用不能耐受的类风湿关节炎患者可以在医生的指导下使用小分子靶向药物来治疗。小分子靶向药物可以单独使用，也可与传统改善病情抗风湿药联合使用。在类风湿关节炎的治疗中，小分子靶向药物的地位和生物制剂相同。

小分子靶向药物的代表是托法替布，这是最早上市且投入临床使用的。托法替布单药或者联合甲氨蝶呤治疗类风湿关节炎，可以使一些难治性的类风湿关节炎患者的病情得到较好的控制，实现达标治疗。

继托法替布后，另一个在我国上市的治疗类风湿关节炎的小分子靶向治疗药物是巴瑞替尼。

托法替布治疗类风湿关节炎的常用剂量是5mg，每日2次；巴瑞替尼治疗类风湿关节炎的常用剂量是2mg，每日1次，或4mg，每日1次。

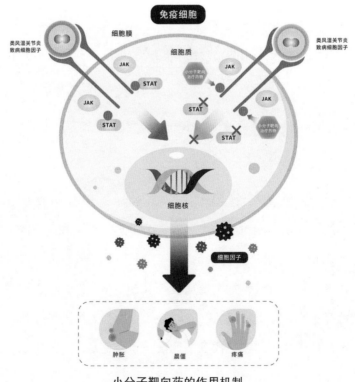

小分子靶向药的作用机制

28. 小分子靶向药物有哪些副作用？

小分子靶向药物的常见副作用主要与感染有关，包括上呼吸道感染、肺部感染，最常见的是带状疱疹，高脂血症也是小分子靶向药物的常见的不良反应，其他不良反应有消化道不适，比如腹痛、恶心、腹泻等，一些病友还有可能出现白细胞减少。

29. 使用小分子靶向药物治疗前需要做哪些检查？

小分子靶向药物也会抑制免疫系统，增加感染风险，这点与生物制剂相似，所以使用小分子靶向药物之前，也应该对结核感染和肝炎病毒感染进行筛查。有结核感染的患者，应先进行抗结核治疗。对于严重的活动性感染，包括局部感染的患者，应该避免使用小分子靶向药物。由于小分子靶向药物一般都通过肝脏和肾脏来代谢，所以在用药前也需要检查肝肾功能。

30. 使用小分子靶向药物治疗期间要监测哪些指标？

在小分子靶向药物用药期间，应该密切监测是否出现感染的症状和体征，并且要定期监测血常规、肝肾功能等相关指标。

31. 有哪些中药可以治疗类风湿关节炎？

我们中国医药的瑰宝中药，在治疗类风湿关节炎中也取得了一定的疗效，可作为慢作用改善病情药物来使用，这已在国内被广泛认可。近几年的现代研究发现，一些中药或者中药复方制剂具有抗炎、调节免疫功能的作用。目前对于治疗类风湿关节炎作用机制较明确、临床证据比较充足的主要都是一些中药提取物，其中最具有代表性的是雷公藤多苷，其他可用于治疗类风湿关节炎的中药有白芍总苷、青藤碱等。另外，青蒿提取物，如青蒿素，近几年也开始尝试用于治疗类风湿关节炎。但是，病友需注意的是，除雷公藤多苷外，其他中医药治疗类风湿关节炎的作用较弱，通常需与其他慢作用病情改善药物联合应用。

（1）雷公藤制剂

雷公藤具有祛风除湿、通络止痛等功效，是我国独有的抗风湿药物，用于治疗类风湿关节炎已有数百年历史，已被我国类风湿关节炎诊疗指南纳入治疗的可选方案中。有研究表明，雷公藤提取物具有抗炎镇痛和免疫抑制作用，在我国类风湿关节炎患者中已广泛使用。临床中最常使用的雷公藤制剂是雷公藤多苷。来自CSTAR的实时数据显示，我国有17.9%的病友正在使用雷公藤多苷来治疗类风湿关节炎。雷公藤多苷具有明显的剂量疗效依赖作用，即疗效和剂量之间是成正相关关系的。雷公藤多苷的常用剂量为20mg，每日2次或3次，但可以根据病情酌减每次的服用剂量和服用的频次。

雷公藤制剂最主要的副作用是生殖毒性，可能会导致男性不育和女性闭经，因此，不建议有生育需求的病友们使用，正在使用雷公藤治疗的病友，也应关注生殖健康。除此之外，雷公藤制剂还可能出现恶心、呕吐、腹痛、腹泻、皮疹、肝损伤等副作用。少数人在服用雷公藤多苷后会出现皮肤变黑。

（2）白芍总苷

白芍总苷是白芍提取药物，具有镇痛、抗炎和免疫调节作用，还有一定的保肝作用，在我国治疗类风湿关节炎有多年的历史，已获批用于治疗类风湿关节炎。白芍总苷常用剂量为0.6g，每日2次或3次。一些病友服药期间可能会出现大便不成形、腹泻，因此可从小剂量开始，如一日2次，一次0.3g，逐渐增加到常规剂量。

白芍总苷的副作用较少，主要有腹痛、腹泻、纳差等，如果比较严重，应停止服药。

（3）青藤碱

青风藤作为传统中药，用于治疗风湿痹症的历史悠久，其中所包含的青藤碱是祛风除湿的主要有效成分。现代药理学表明，青藤碱具有镇痛、抗炎及免疫抑制等作用，对于类风湿关节炎有一定疗效。临床中常用的青藤碱制剂为盐酸青藤碱肠溶片，常用剂量为20～80mg，每日3次，饭前口服。

服药初期部分病友可能会出现出汗，关节短时间潮红、痛、肿，皮肤瘙痒等情况，一般无需处理，可自行消失。少数患者会出现白细胞减少，停药后可消失。

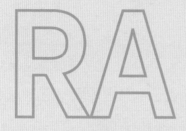

第 *9* 章

除了吃药和打针，日常
生活还应该注意哪些
问题？

除了吃药和打针以外，类风湿关节炎病友们在日常生活中的很多细节也会影响到疾病的症状和预后，其中包括生活习惯和情绪管理。病友们需要在这些细节上照料好自己，这样就能最大程度地发挥药物治疗的效果。如果您是病友的家属，也需要关注这些生活上点点滴滴的小事，在充分认识到日常生活中应该注意的问题后，才能够帮助患病的亲人更好地面对疾病。

1. 我能抽烟和喝酒吗？

前面提到了吸烟是影响类风湿关节炎发病的一个潜在原因。吸烟不仅会诱发类风湿关节炎，也会加重类风湿关节炎的病情，所以应尽量戒烟，如果可能，也应尽量减少接触二手烟。

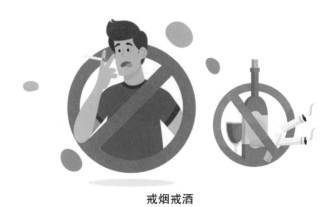

戒烟戒酒

此外，病友们需要长期服用治疗药物，一些治疗药物容易导致肝脏受损，为了避免进一步对肝脏的损害，建议在用药期间最好戒酒，或尽量减少饮酒量。

2. 我需要控制体重吗？

前文提到肥胖与类风湿关节炎的发病有关，因此减肥在一定程度上可以降低病友们全身的炎症反应。控制体重还可以缓解自身重量对于关节的压力，减轻关节负担，减少关节疼痛与肿胀等症状。此外，肥胖患者容易合并脂肪肝，一些治疗类风湿关节炎的药物也会导致肝脏受损，因此，为了避免进一步加重对肝脏的损害，病友们更需要控制体重。

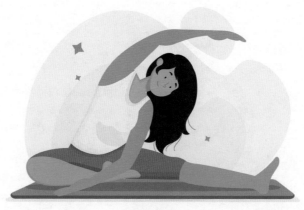

控制体重

　　控制体重对于多数病友而言并不容易，尤其是服用激素的病友更容易出现肥胖。盲目运动会加重关节损伤，因此，对于有减体重计划的病友，可以在医生的指导下进行适当的运动，循序渐进且科学地减轻体重。

3. 我要补充维生素 D 吗？

　　维生素D被认为具有免疫调节和抗炎作用，缺乏维生素D可能会诱发或加重类风湿关节炎。患有类风湿关节炎的病友们骨质疏松以及骨量减少的发生率明显高于健康人群，这可能与炎症、治疗药物（比如激素）或生活方式改变等因素有关，因此通过饮食防治骨质疏松至关重要。病友们应适当补充钙、

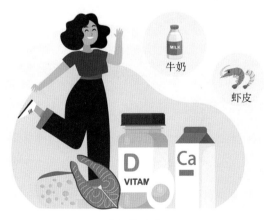

牛奶

虾皮

补充维生素D

进食维生素D含量较高的食物，如牛奶、海制品（鱼、虾皮）等，能预防以及治疗骨质疏松。

4. 得了类风湿关节炎，我还能进行体育锻炼吗？

在关节仍有疼痛或肿胀的时候，最好减少关节运动，但也需要进行一些不增加关节负担的运动，如伸展四肢和手指等。等到关节肿痛消失后，可进行增强肌肉力量的运动。在类风湿关节炎缓解期，病友们可以针对性地进行康复功能锻炼，能有效缓解病情，延缓疾病发作。

病友们应进行适当运动，但要根据个人病情选择合适的运动方式及运动量。建议选择散步、游泳等轻中强度的锻炼方式，以运动不增加关节负担和关节疼痛症状等为主要原则。在运动过程中出现头晕、心率过快时，应立即停止运动，如症状继续加重，则需要马上去医院就诊。

因疾病影响导致生活自理能力较差的病友，可以在日常生活中进行与生活自理能力相关的功能锻炼，比如完成进食、取物、倒水、梳洗、拧毛巾、穿脱上衣和裤子、解扣等动作。疾病控制较好的病友可以进行从易到难、循序渐进的关节训练，必要时可以配合局部按摩，减轻疼痛。

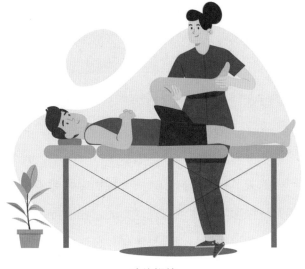

功能锻炼

5. 我很焦虑，情绪也很低落，应该怎么办？

类风湿关节炎的关节症状会对日常生活造成影响，出于对疾病的担心，许多病友会出现焦虑和抑郁，其实这种情况在类风湿关节炎病友中非常常见，而且女性病友的焦虑水平明显高于男性。这些不好的情绪会影响病友们治疗的意愿度及与医生的配合程度，甚至会导致疾病复发，病情加重。

出于对类风湿关节炎疾病担忧而引起的焦虑、抑郁情绪，大多数与对疾病的认知不足有关，可以加强对疾病的认知和学

89

习，科学理性地看待类风湿关节炎，相信只要积极规范地接受治疗，疾病是可以得到有效控制的，这对于缓解焦虑的情绪有很大的帮助。作为病友，可以通过一些放松训练比如太极拳、瑜伽等来修身养性，还可以寻找心理专科医生进行一些心理干预。

类风湿关节炎病变比较严重的病友们会因为疾病本身的症状（如严重的关节疼痛、肿胀）而导致焦虑等情绪问题，当这些情绪问题已经影响到生活自理能力时，在进行类风湿关节炎治疗的同时，建议寻求心理专科医生与风湿免疫科医生来共同制定治疗方案。

6. 我的家人是类风湿关节炎患者，我可以为他／她做些什么？

家庭关怀有助于改善病友们的心态。家属可以通过掌握一些疾病及用药知识，及时了解家人的病情变化以及治疗进展，并且经常与生病的家人进行沟通交流，让生病的家人在倾诉内心情感的同时感受到来自家庭的关怀与支持，这有利于病友的身心健康和疾病康复。

家属除了对患病家人进行精神上的照料外，还应在日常生活中督促他们按时服药，协助其进行关节功能锻炼，鼓励他们坚持生活自理。患者家属也应对类风湿关节炎有清醒的认识，长期卧床、四肢关节不活动、少锻炼，不仅不能促进类风湿关节炎的好转过程，还会延误关节的功能恢复。

此外，家属还应该加强对患病家人日常生活的照料，保持家庭环境清洁、干净。病友使用的物品要易取、方便使用，桌椅床铺或浴池等设备要适应患病家人的需求，方便使用。可口的食物、丰富的营养、有规律的室内外活动，以及有益的文化娱乐活动都会利于他们的治疗、情绪舒缓和康复。

7. 我能接种疫苗吗？

许多病友担心自己患有免疫疾病，不能接种疫苗。事实上，因为患有类风湿关节炎，身体存在免疫功能紊乱，对外来病原体入侵的抵抗力是降低的，因此与健康人群相比，发生细菌、病毒感染的风险更高，特别是常见的流行病（比如肺炎、流感），更应该接种疫苗。

但是，接种疫苗的种类与时机是需要关注的问题。总体来说，类风湿关节炎病友们是不能接种减毒活疫苗的。在病情处于稳定期，疾病控制良好的时候，可以接种灭活疫苗，比如流感疫苗、病毒性肝炎疫苗等。如果必须接种减毒活疫苗的话，可以选在开始使用生物制剂、小分子靶向药物治疗前接种，待疫苗产生效果后才能开始使用这些生物制剂。无论是接种哪种疫苗，疫苗对人体产生的保护作用都依赖于正常的免疫应答，由于类风湿关节炎疾病本身和使用的改善病情抗风湿药物都会影响免疫应答，因此类风湿关节炎病友们接种疫苗的保护作用可能较正常人有所下降。

考虑到接种疫苗的安全性与有效性，建议在病情稳定的情况下接种疫苗，如果病情处于活动期则需要与医生充分沟通，来决定是否接种。

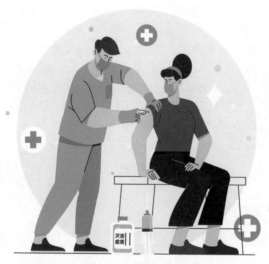

接种疫苗

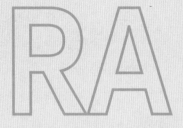

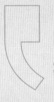

第 **10** 章

我得了类风湿关节炎，
应该如何配合医生治疗？

类风湿关节炎是一种会伴随病友们终生的慢性疾病，要达到良好的治疗效果，医生对于治疗的指导固然重要，但是病友们的密切配合也同样重要，毕竟医生没有办法一直督促病友们服药和复查，这些都需要病友们自己关注。只有病友们真正与医生配合好了，才能有效地控制类风湿关节炎的发展。

1. 为什么说配合医生进行长期治疗很重要？

　　前文提到，目前的医学发展水平还无法根治类风湿关节炎，类风湿关节炎是一种伴随终身的疾病，病程长且在治疗过程中疾病缓解与发作交替出现，如果控制不好甚至会对重要脏器产生影响。这是一个漫长的治疗过程，其中医生的指导固然是至关重要的，但是病友们自己密切配合医生的治疗也十分重要，只有这样才能将治疗方案的最佳效果发挥出来。

　　树立长期治疗的决心和战胜疾病的信心，积极配合医生进行有效的长期治疗，可以减少疾病复发，保持关节的正常功能，就能过上跟普通人一样的生活。

2. 为什么说定期看医生很重要？

　　类风湿关节炎是一个容易复发的疾病，在治疗过程中病情会反复，治疗方案也应随之进行调整，才能应对病情的变化。同时，前面我们也提到了治疗药物可能会引起副作用，有些是病友们自己感受不到，必须进行检查才能发现，还有一些不良反应需要医生通过自己的专业知识和经验才能与疾病本身的变化相鉴别，因此长期的随访检查就显得十分重要了。

　　针对这样一个需要长期管理的疾病，风湿科医生希望通过病友们的定期就诊，诉说自身的感受、结合抽血或者影像学检查的结果来监控病情的变化，及时调整治疗方案，减轻疼痛和减少疾病对关节的损害，同时监测药物是否出现了不良反应，来最大程度地保证病友们在避免药物不良反应的情况下得到充分的治疗。

3. 我应该多久去看一次医生？

　　复查的频次需要根据病友们的实际情况来决定。比如第一次接受类风湿关节炎治疗或者因为疾病复发治疗方案发生比较大的调整时，这时复查的时间间隔会比较短，复诊频率高，一般一个月就需要复诊一次。医生为了找到一个安全、有效且适合病情，同时又能避免药物副作用的治疗方案，一般需要差不多半年左右的时间。

　　每次就诊完成后，医生也会告诉病友下次来复查的时间。

如果医生忘记了，病友们一定要记得问一下医生。如果调整后的治理方案是安全有效的，病情也逐渐趋于稳定的时候，一般需要三个月或半年随访一次。但是如果在下次随访之前突然出现了病情的加重（如关节肿胀、疼痛）或者突然出现某个症状（如恶心、呕吐、咳嗽、气喘等），要及时去医院就诊，不一定非要等到下次预约就诊的时间。

4. 在复查时我应该告诉医生些什么？

病友们或者一起陪同的家属应该详细、准确地将上次就诊后的病情变化主动告知医生。最好可以把上次就诊后的情况、治疗效果归纳一下，以便向医生叙述。如果之前在其他医院接受过治疗，可以将做过的检查及结果、治疗方案（用过的药物，效果怎么样等）、病历本全部带来，让医生看到以前的治疗情况。

在诉说病情的时候，要突出重点，时间的前后次序不要搞乱，同时也要避免夸大症状。在回答医生的问题时，应该详细、准确，不能含糊其词，也不应该隐瞒，不必难为情，这样才能让医生得到足够的信息，进行最恰当的诊断和处理。

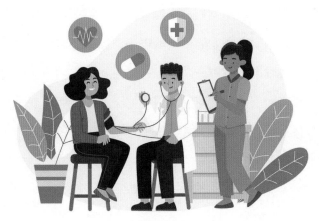

定期复查

5. 每次看医生时，我都需要做哪些检验和检查？

第一次看医生时，医生会为您安排全面的抽血化验及影像学检查，用来诊断疾病，并对疾病的情况和严重程度进行评估，根据这些信息选择合适的治疗药物和制定合适的访视计划，在后续复诊时医生则会根据实际情况选择不同的检查项目。

红细胞沉降率（也就是血沉）和C反应蛋白是医生在初诊及随访时需要检测的项目，这两项指标能在一定程度上反映疾病的活动状态和严重程度，很好地帮助医生评估病情及调整后续用药。类风湿因子和抗CCP抗体常用于初次就诊时诊断疾病，但这两个指标对于后续病情监测、判断疾病严重程度意义不大，因此并不需要经常检查。

在刚开始治疗、后续常规随访和更换治疗药物时，医生会监测您的肝肾功能和血尿常规，以及血沉和C反应蛋白，一方面是观察治疗的效果，另一方面是监测药物不良反应。一般来说，在开始治疗或者更换治疗后至少一个月需要检查一次，此后可以适当延长检查的时间间隔，长短应由医生来决定。

对于使用激素的病友，医生会根据您的具体情况来决定是否检查血糖、血脂、血压等指标。服药期间如果有比较严重的胃部不适症状（比如反复的恶心、胃疼、呕吐等），必要时需要做胃镜等检查。

6. 我可以自己调整治疗药物吗?

有些病友在服用一段时间的药物后，觉得自己的关节不痛、不肿了，活动自如，或者认为吃药会对身体造成损害，于是自己换药、减少服药剂量或者停药，这样的作法是非常不对的。由于类风湿关节炎目前尚无法治愈，需要依靠长时间的服药来控制病情，阻止或延缓关节破坏，保留正常功能。病情的暂时稳定是基于之前治疗的结果，来之不易，不应该轻易就让前面的努力付之东流。

为什么医生可以调整用药而病友们自己不能这么做呢？因为类风湿关节炎本身就是一种比较复杂的疾病，每次的药物调整不仅需要对疾病有充分的了解，还需要对每种药物的作用机理和不良反应有充分的认识，同时又要熟悉您既往的药物治疗情况，只有具备这三点，才能做到合理的药物调整。由此，您就能知道，为什么只有风湿科医生才具备这样的能力，才能为您调整药物，而您自己是做不到的。

病友们擅自调整用药的结果，往往在大多数情况下会引起疾病复发，这时需要加大原有药物的剂量可能才能控制疾病，个别病友甚至恢复到原来的药物剂量也没有效了，需要更换为其他药物，这样看来，自己调整药物对于绝大多数病友来说是得不偿失的。

由于新的治疗类风湿关节炎的药物不断出现，而且作用机理和使用条件越来越复杂，非专业人员很难做到完全掌握这些药物的合理使用，因此，病友们最好把调整药物的事情交给医生，而自己则做一个很好的病情汇报者和治疗的配合者。

RA

第11章

类风湿关节炎患者可以结婚、生孩子吗？

虽然类风湿关节炎是一种终身性疾病，对生育有一定的影响，但总体来说，类风湿关节炎对生育的影响比大家想象的要少一些。虽说类风湿关节炎是一种中老年女性高发的疾病，但是一些处于生育年龄的女性或青年男性也会发病，因此结婚生子这样的人生大事，不可避免地成为年轻病友们非常关心的问题。有些年轻的病友担心自己以后可能会出现残疾而不敢恋爱，又或者是因为害怕类风湿关节炎会遗传给孩子，而不敢生子。

　　其实各位病友与正常人一样享有自由恋爱、结婚生子的权利。目前的观察显示，病情控制良好的类风湿关节炎患者受孕机会跟健康人相当，但是流产、早产和胎儿发育迟缓的发生率要高于普通人群。所以，对于年轻、有婚育打算的病友，可以跟风湿科医生认真地讨论这个问题。

1. 我得了类风湿关节炎，还能结婚吗？

　　许多年轻的病友在关节疼痛和心理压力的双重影响下，对婚姻乃至恋爱丧失了信心。其实广大病友不但可以结婚，而且和谐的婚姻对病情不仅没有影响，还能给病友带来生活上的希望，间接缓解疾病带来的痛苦，起到药物治疗不能达到的效果。

　　类风湿关节炎并不是法律上禁止结婚的疾病。多数类风湿
关节炎的病友发育正常，不管男女，结婚都不会受到限制。有
些年轻的病友得了类风湿关节炎后，受到病魔的折磨，开始害
怕自己以后会残疾，在恋爱过程中稍有挫败感便失去信心。其
实，虽然类风湿关节炎是个长期的疾病，目前还不能治愈，但
是积极的治疗可以控制病情，延缓病情的进展，把残疾的风
险降到最低。因此，病友们无需恐惧，积极治疗，把病情控制
好，避免出现关节畸形，就能像正常人一样享有恋爱结婚的自
由和权利。

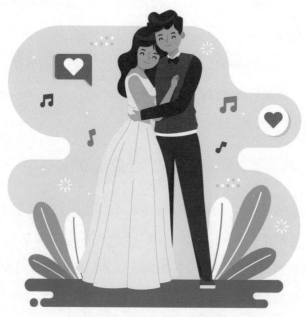

类风湿关节炎患者可以结婚

2. 我是类风湿关节炎患者，我的病会遗传给孩子吗？

很多病友都会担心自己的病有可能遗传给孩子，影响孩子健康，从而对生孩子有所顾忌。疾病的发病和遗传因素（也就是基因）的确存在一定的关联，但是从本质上来说，类风湿关节炎不是一种遗传性疾病。我们在之前提到过，在类风湿关节炎的发病中，除了遗传因素外，还有环境因素以及其他因素也会影响到发病，所以说并不是父母得了类风湿关节炎，子女就一定会得。国外有研究表明，如果父亲或母亲是类风湿关节炎患者，子女发生类风湿关节炎的发病率为普通人的1.5～4.5倍，相对正常人来说患病风险有所增加，但不是一定会得病。

3. 类风湿关节炎病友怀孕跟正常人有什么不同？

尽管类风湿关节炎女性病友能够怀孕生子，但是女性病友不孕不育的发生率会高于普通人，准备怀孕的时间也会更长，这与疾病本身以及治疗药物相关。所以打算怀孕的女性病友一定要提前做好心理准备，治疗过程中把自己想要怀孕的打算告诉医生，请医生在治疗药物中尽量选择那些在怀孕过程中可以使用的药物，减少备孕的时间，同时也应该咨询生殖科或者妇产科医生，指导受孕时机和将来妊娠的注意事项。

　　病情控制好的、稳定的类风湿关节炎病友的受孕机会和普通人基本相当，并且大多数患者都能有一个顺利的妊娠和分娩过程。但是如果孕前及孕期病情控制不好，那么病友们更容易出现流产、早产、出生时宝宝体重偏低等情况，所以积极配合风湿科医生的治疗，请医生为您选择最佳的怀孕时机，能最大限度地保证您有一个顺利平稳的怀孕过程。

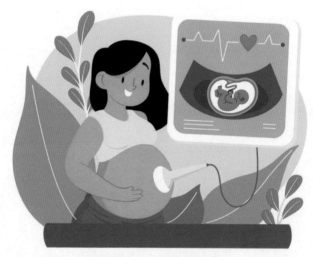

类风湿关节炎患者可以怀孕

　　4. 类风湿关节炎对男性的生殖能力有影响吗？

　　目前并没有证据显示类风湿关节炎对男性的生育能力会有

影响,但治疗过程中使用的一些药物,可能会影响男性的精子活性,从而造成受孕率下降。所以对于男性病友来说,如果有生孩子的打算,也应该及时跟风湿科医生沟通,在取得良好疗效的情况下,选择对生育能力不会有太大影响的药物。

5. 得了类风湿关节炎的病友如果打算备孕的话,应该怎么做?

对于女性病友来说,在有怀孕打算的时候,就应该告诉风湿科医生,请医生调整治疗药物,把病情控制到比较好的状态,也就是使全身的炎症得到比较好的控制。同时也应请产科医生从产科角度对您进行评估,获取相关指导和建议。最重要的一点是,在备孕之前应该把病情控制到良好的状态。如果疾病控制不好的话,会降低受孕的机会,即使勉强怀孕了,也有可能会对胎儿的生长发育产生不好的影响,所以一定要积极配合医生,争取控制住疾病,这对于备孕有很大的好处。

另外,在服用的一些常用药物(比如甲氨蝶呤或者来氟米特等)可能会有致畸作用,所以使用这类药物时,应采取有效的避孕措施,等到各项准备充分后再开始备孕。对于男性病友而言,应该遵守同女性患者同样的建议,与医生充分沟通,询问是否需要调整治疗方案。

6. 有怀孕打算并告诉医生后，医生会调整哪些药？

如果有怀孕打算并告诉了医生，风湿免疫科医生会对治疗方案进行调整。但是许多女性病友会存在矫枉过正的情况，为了能够成为一个"好母亲"，不想对宝宝的健康造成影响，自行停药，或不配合医生治疗。如前面提到的，停止治疗会导致疾病控制不好，而疾病控制不好会影响女性病友怀孕和宝宝的健康。所以，女性病友不能自行停止治疗，而应该遵循医生的治疗建议。

在病友们准备怀孕时，医生会充分评估您现在的病情状况和用药方案，停用例如甲氨蝶呤、来氟米特等有可能导致胎儿畸形的药物，更换成妊娠期间可以使用的药物，待病情稳定后，就可以进入备孕阶段了。

7. 怀孕对类风湿关节炎的病情有影响吗？

很多女性病友担心怀孕会影响类风湿关节炎的病情。通过大量的临床观察已经基本证实，怀孕后约60%的类风湿关节炎患者的病情会有所改善，这种改善会一直延续到宝宝出生后1~3个月。也有病友在孕期病情没有改善，但病情加重者较少。然而产后疾病复发很常见，产后3个月时，绝大多数病友的病情都有可能复发或加重。因此，产后一定要按照医生的要求，按时随诊，及时调整治疗方案。

8. 类风湿关节炎病友怀孕以后可以使用哪些药物？

甲氨蝶呤、来氟米特等有可能导致胎儿畸形的药物在怀孕期间是禁止使用的。怀孕期间能够使用的药物有不含氟的激素类药物（比如泼尼松、泼尼松龙、甲基泼尼松等），传统改善病情的抗风湿药（比如羟氯喹、柳氮磺吡啶等）在怀孕期间使用也是安全的，其他一些缓解关节疼痛的药物，如对乙酰氨基酚在整个孕期都可以使用，非甾体抗炎药（比如布洛芬、双氯芬酸等）在孕中期可以使用。

从目前的研究结果来看，怀孕期间使用肿瘤坏死因子抑制剂这类生物制剂，对宝宝健康的影响较小，因此在怀孕的早期，肿瘤坏死因子抑制剂可以继续使用，但是在怀孕晚期需要停药。这并不是说孕中后期这类药物本身会对胎儿造成影响，停用主要是为了避免对胎儿出生后打疫苗造成影响。对于必须使用这类药物来控制疾病的病友，也可以继续使用，但是孩子在出生后打疫苗的计划需要调整。

怀孕期间使用肿瘤坏死因子抑制剂以外的生物制剂是否会对胎儿产生影响，目前还没有定论，因此使用相关药物时一定要跟风湿科医生进行充分的沟通交流，让医生用专业的知识来帮助病友们安全顺利地渡过怀孕阶段。

9. 我在用药期间怀孕了，应该怎么办？

上文提到，由于甲氨蝶呤、来氟米特等药物有导致胎儿畸形的风险，因此，最好在这些药物停用一段时间，等这些药物从体内排除干净，对将来胎儿的生长发育不再产生影响后，再开始备孕。

但如果病友在用药治疗期间意外怀孕了，不要过度紧张害怕，最重要的是立即和医生沟通，医生会根据此前的用药情况以及病情评估，跟病友们一起讨论决定下一步的治疗计划。如果目前正在使用的药物中含有甲氨蝶呤、来氟米特等明确会致畸的药物，需要终止怀孕。

10. 患有类风湿关节炎的病友能自然分娩吗？

很多女性病友怀孕后，因为担心自己的病情而希望进行剖腹产。其实，自然分娩不仅有利于准妈妈们自己的身体能够尽快恢复，还对宝宝将来的心理健康和心肺发育有好处。因此，如果没有来自产科方面自然分娩的禁忌，且准妈妈的病情也允许的话,非常建议准妈妈们都自然分娩。剖腹产一般是出现骨盆狭窄、胎位不正、胎儿过大等情况时才会考虑的生产方式,而大多数女性类风湿关节炎的病友们并不一定会存在这些问题。

在整个孕期疾病控制较好的女性病友,大部分都可以选择自然生产。但是如果疾病影响到大关节(比如髋关节等),造成关节活动不便时,可能对自然生产的过程造成影响,这个时候就需要在医生的指导下根据实际情况进行评估,考虑是否采用剖腹产。

如果选择了剖腹产,一定要注意伤口管理,还要预防伤口感染,如果出现了发烧、伤口红肿等迹象,应该马上去医院就诊。

在产后6~8周时,应该去风湿免疫科复诊,监测疾病的情况。

11. 患有类风湿关节炎的病友能哺乳吗?

现在都提倡母乳喂养,但是女性病友们在产后会担心自己不能哺乳,尤其是正在服药的病友,担心自己服用的药物会不会通过乳汁让宝宝也间接吃了,还担心自己的病会通过乳汁"传"给宝宝,宝宝也会得类风湿关节炎。首先,类风湿关节炎的女性病友是可以哺乳的,其次,乳汁是不会把类风湿关节炎传给宝宝的，大家不用担心。

但是哺乳期间病友们使用的治疗药物，有些是能够通过乳汁分泌的。在孕期使用的治疗类风湿关节炎的药物，比如泼尼松、羟氯喹、柳氮磺吡啶等传统药物以及一些肿瘤坏死因子抑制剂是安全的，可以哺乳。但是，如果病友每天服用的激素剂量超过4片，那么应该把服药4小时之内的乳汁弃掉，4小时后就可以正常哺乳了。

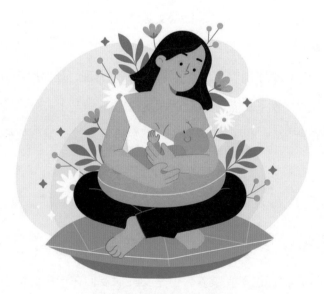

类风湿关节炎患者可以哺乳

12. 类风湿关节炎患者的孩子可以像正常人的孩子一样打疫苗吗？

宝宝在出生后，应该按照我国的疫苗接种计划接种多种疫苗，尤其在出生第一年内会频繁注射疫苗。很多病友担心自己的宝宝跟其他普通人生的孩子会有"区别"，比如身体虚弱或者跟自己一样免疫功能也有问题，而不能正常接种疫苗。前面已经提到类风湿关节炎不是遗传病，病友们自身的疾病对宝宝的免疫功能不会造成影响，如果您服用的药物也是我们前面提到的小剂量激素、羟氯喹、柳氮磺吡啶，宝宝是可以跟其他孩子一样进行"计划接种"正常注射疫苗的。

但是怀孕最后三个月内使用过肿瘤坏死因子抑制剂或其他生物制剂的病友，应该避免在宝宝出生后6个月之内接种活疫苗（比如卡介苗、小儿麻痹症疫苗），因为这些生物制剂可能会通过胎盘进入宝宝体内，对宝宝的免疫功能产生一定的影响。在这种情况下，注射疫苗会影响疫苗的保护效果。病友们的实际情况可能会更加复杂，因此最好是咨询医生来判断是否可以注射疫苗。

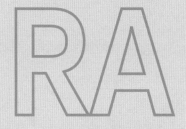

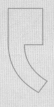

第 *12* 章

目前类风湿关节炎的

治疗有哪些进展?

从20世纪90年代出现生物制剂以来，治疗类风湿关节炎的药物选择已越来越多，药物的针对性也越来越强，安全性也越来越好。虽然类风湿关节炎至今仍无法根治，但已经越来越接近根治这个目标了。为了进一步造福患者，国内外的科学家和临床专家们都在努力探索，研究疾病的发病机制、寻找新的治疗方式、制定更为科学有效的治疗目标，相信将来有一天，类风湿关节炎也会被治愈。

1. 在类风湿关节炎的病因和发病机制方面都有哪些进展？

上文说到，类风湿关节炎的病因十分复杂，目前还有许多问题没有解决。除了与遗传因素相关以外，还与吸烟、肥胖等生活方式有关。近年来发现，肠道微生物与类风湿关节炎的发病关系密切。肠道微生物是位于人体肠道的正常微生物，主要由细菌构成。这群数量庞大的细菌在我们的肠道内生活，帮助我们进行消化吸收，还参与调节人体的免疫功能。肠道细菌与糖尿病、肥胖、心血管疾病等都有关系。调节肠道菌群的组成，将来有可能成为类风湿关节炎治疗的新方向。

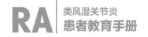
2. 目前国际上治疗类风湿关节炎有哪些进展？

近20年来，类风湿关节炎的治疗药物发生了革命性的变化，不仅给病友们带来了更多的选择，而且显著提高了疗效，使越来越多的患者能够达到治疗的目标。目前治疗类风湿关节炎的药物除了传统改善病情的抗风湿药外，基本可以分为生物制剂和小分子靶向治疗药物。目前生物制剂已经不仅局限于肿瘤坏死因子抑制剂和白介素-6抑制剂了，针对在类风湿关节炎发病中起作用的其他因子和细胞的生物制剂（比如针对T细胞的阿巴西普，针对GM-CSF的单克隆抗体等）也应运而生，可通过不同的途径来治疗类风湿关节炎。在小分子靶向药方面也有很多进展，出现了不同信号通路的抑制剂，这些药物的特异性很好，能更"精准"地治疗疾病，使类风湿关节炎的治疗效果最大化。"精准治疗"正逐步成为类风湿关节炎治疗的方针，将进一步造福病友们。

3. 我国在治疗类风湿关节炎方面取得了哪些成就？

为了扭转我国目前诊疗资源分配严重不均的现状，在北京协和医院风湿免疫科、国家风湿病数据中心牵头下，我国于2018年成立了中国风湿免疫病医联体联盟。这个联盟的宗旨是促进全国优质的医疗资源共享，提升基层医院的诊治水平和医生的专业水平，充分满足风湿免疫疾病患者的健康需求，最大程度地减轻患者、家庭和社会的负担。

除此之外，我国在2016年开展了关于类风湿关节炎的大型研究，通过大量人群数据的收集，初步摸清了我国类风湿关节炎的流行病学、临床特点、诊断、治疗及治疗效果，向世界展示了我国类风湿关节炎的治疗现状，为制定更符合中国国情的诊治规范提供依据。在2018年，类风湿关节炎诊治指南专家组制定了《2018中国类风湿关节炎诊疗指南》，对类风湿关节炎的诊断、治疗及随访等都给出了权威的推荐意见。该指南不仅融合了国际类风湿关节炎诊断治疗的先进理念，同时又结合了我国国情，是一部十分实用的可以指导风湿免疫科医生如何诊断和规范治疗类风湿关节炎，从而惠及广大病友们的好帮手。

2019年5月，科技部、国家卫生健康委员会、中央军委后勤保障部、国家药监局联合发布文件，正式认定了第四批国家临床医学研究中心，正式批准了依托北京协和医院风湿免疫科，成立我国首个皮肤与免疫疾病临床医学研究中心（NCRC-DID）。NCRC的成立，将助力我国风湿免疫病学科的快速发展，让更多的风湿免疫病患者，包括类风湿关节炎病友，能更好地"带病生存"。

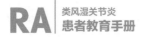

4. 类风湿关节炎有望治愈吗？

一旦诊断为类风湿关节炎，病友们最关心的往往是我需要吃多久的药？需要治疗一辈子吗？类风湿关节炎有可能治愈吗？

治愈是治疗所有疾病的最终，也是最高目标。尽管类风湿关节炎的治疗选择越来越多，但是类风湿关节炎还是一个比较复杂的疾病，迄今为止，我们对类风湿关节炎的发病机制尚未完全了解，近年来研究开发的治疗药物虽然越来越精准了，但是针对复杂的免疫系统和复杂的发病机制，我们目前还没有找到能控制整个疾病发生和发展的"开关"，因此治疗的精准程度还有待提高。但病友们也不要灰心，前面我们介绍过，随着

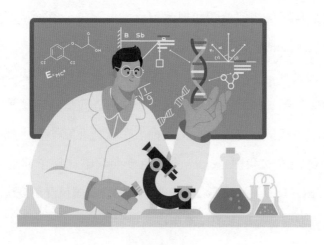

医学快速发展

医学和科学技术的发展，类风湿关节炎的治疗现状跟十几年前已大不相同，经过规范的治疗，病友们的生活质量及疾病预后也在不断提高。

目前治疗类风湿关节炎的目标还是以快速控制疾病的症状、保护关节、防止残疾为主。虽然我们还不能治愈类风湿关节炎，但是我们离这个目标越来越近了。

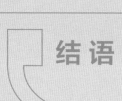

结　语

各位病友，相信你们已经认识到了类风湿关节炎是一类慢性疾病，病情长且容易反复，需要长期的治疗和对病情的长期密切监测。虽然目前还没有能够根治类风湿关节炎的药物，但是近些年来科学家们对于疾病机制的深入研究已经推动了药物的研发，许多治疗类风湿关节炎的新型药物已陆续在国内上市，病友们可以选择的药物也越来越多。很多过去使用传统治疗药物疗效不好或者药物副作用比较大的病友也有了新的希望，而且，我国卫生管理部门和医保部门也在逐步加大对类风湿关节炎患者的关爱力度，许多新药物也被纳入了医保，给大家减轻了治疗费用上的负担，能安心用得起好药。

请各位病友一定要记住类风湿关节炎是一种"可治可控"的疾病，通过合理有效的药物使用，我们不仅能够改善病情，也能阻止关节的破坏，提高病友们的生活质量，长期保持良好的生活、自理和工作能力。

中国在治疗类风湿关节炎方面（治疗药物、医生的诊治水平等）与国际先进水平之间的差距正在逐步缩小，随着检查项目的普及，药物选择的增多，治疗经验的丰富，病友们可以通过规范的治疗，较好地控制疾病，过上和普通人一样的生活。相信病友们也意识到与医生沟通、听医生的话对治疗是十分重要的。我们也希望在不久的将来，更多的病友们可以通过这本患者教育手册，更深入地认识类风湿关节炎、了解类风湿关节炎并与风湿免疫科医生携手，一同对抗类风湿关节炎。

最后祝福各位病友们生活愉快。

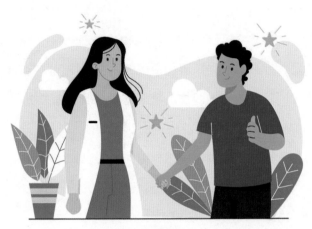

医患携手

部分医学名词解释

依从性： 患者在没有密切监督的情况下继续接受约定的治疗方式的程度，即是否"听医生的话"。

晨僵： 早上起床时关节僵硬；类风湿关节炎最常见的症状之一。持续半小时以上的晨僵被认为是类风湿关节炎的一个重要特征。

动脉硬化： 动脉壁硬化和增厚。

动脉粥样硬化： 以大中动脉内膜不规则分布的脂质沉积为特征的动脉硬化，导致动脉管腔变窄，最终发展为纤维化和钙化；病变通常是局灶性的，进展缓慢且间歇性，即血管因为脂质沉积逐渐"变厚变硬"。

自身免疫性疾病： 因免疫反应对身体自身组织成分或正常组织造成破坏的疾病，免疫系统在识别"自己"的组织和器官方面出现了问题，开始攻击"自己"的组织和器官。

合并症： 伴随但不相关的病理或疾病过程；通常在流行病学中用于表示两种或多种疾病过程的共存，可以理解为本身有疾病A，同时存在疾病B，且B的发生和A无关。

肺间质病变： 以肺泡之间的支持组织炎症、纤维化为特征的一组疾病。

规范化诊疗中心名单

24家类风湿规范诊治中心名单
（按字母排序）

序号	中心名称
1	北京协和医院
2	大连医科大学附属第一医院
3	大同市第五人民医院
4	第四军医大学第一附属医院（西京医院）
5	广西医科大学第一附属医院
6	贵阳中医学院第二附属医院
7	河南科技大学第一附属医院
8	江西省九江市第一人民医院
9	江西省人民医院
10	昆明医科大学第一附属医院
11	陆军军医大学／第三军医大学西南医院
12	南昌大学第二附属医院
13	南方医科大学南方医院
14	内蒙古科技大学包头医学院第一附属医院
15	内蒙古医科大学附属医院
16	山西医学科学院　山西白求恩医院
17	首都医科大学附属北京儿童医院
18	天津市第一中心医院
19	天津医科大学总医院
20	新疆维吾尔自治区人民医院
21	新疆医科大学第一附属医院
22	云南省第一人民医院
23	云南医科大学附属第一医院
24	中国医科大学附属盛京医院

图片来源：https://www.sohu.com/a/303855181_464371

参考文献

[1] 中华医学会风湿病学分会 . 类风湿关节炎诊断及治疗指南 [J]. 中华风湿病学杂志 , 2010, 14(4): 265-270.

[2] 曾小峰，田新平，李梦涛，等 . 中国类风湿关节炎发展报告 2020[M]. 沈阳：辽宁科学技术出版社， 2021.

[3] 2018 中国类风湿关节炎诊疗指南 [J]. 中华内科杂志 ,2018,57(4):242-251.